URINARY

医生来了·专病科普教育丛书

泌尿系统疾病
科普知识 100 问

四川省医学科学院·四川省人民医院
（电子科技大学附属医院）

主审◎邱明星　熊玮　　主编◎安宇　黄建林

U0254731

四川科学技术出版社
·成都·

图书在版编目（CIP）数据

泌尿系统疾病科普知识100问 / 安宇, 黄建林主编
. — 成都：四川科学技术出版社，2025.1
（医生来了：专病科普教育丛书）
ISBN 978-7-5727-1180-0

Ⅰ.①泌… Ⅱ.①安… ②黄… Ⅲ.①泌尿系统疾病
—防治—问题解答 Ⅳ.①R69-44

中国国家版本馆CIP数据核字(2023)第209304号

医生来了·专病科普教育丛书
泌尿系统疾病科普知识100问
YISHENG LAILE · ZHUANBING KEPU JIAOYU CONGSHU
MINIAO XITONG JIBING KEPU ZHISHI 100 WEN
安 宇　黄建林◎主编

出 品 人	程佳月
责任编辑	李 栎
封面设计	成都编悦文化传播有限公司
版式设计	杨璐璐
责任校对	尹澜欣
责任出版	欧晓春
出版发行	四川科学技术出版社

四川省成都市锦江区三色路238号新华之星A座
官方微信公众号：sckjcbs
邮政编码：610023　传真：028-86361756

成品尺寸	140mm×203mm		
印　　张	6	字　数	150 千
印　　刷	四川华龙印务有限公司		
版　　次	2025年1月第1版		
印　　次	2025年1月第1次印刷		
定　　价	32.00元		

ISBN 978-7-5727-1180-0

邮购：四川省成都市锦江区三色路238号新华之星A座25层
邮购电话：028-86361770　邮政编码：610023

《泌尿系统疾病科普知识100问》
编委会委员名单

（排名不分先后）

主 审

邱明星　　熊 玮

主 编

安 宇　　黄建林

副主编

虞 瑰　　周 敏　　张 静　　梁 蝶

编 委

卜司元	刘健男	何 鹏	王 寓
王世泽	李 俊	刘 竞	林 玲
吴 茜	杨 梅	何亚男	李丽莎
陈安迪	李雨宸	吴红梅	魏 钒
罗靖茹	陈 杰	罗小琴	施 岚
田雪梅	费 雯	黄润华	张 怡

"医生来了·专病科普教育丛书" 总 序

　　假如您是初次被诊断为某种疾病的患者或患者亲属，您有没有过这些疑问和焦虑：咋就患上了这种病？要不要住院？要不要做手术？该吃什么药？吃药、手术、检查会有哪些副作用？要不要忌口？能不能运动？怎样运动？会不会传染别人？可不可以结婚生子？日常工作、生活、出行需要注意些什么？

　　假如您是正在医院门诊等候复诊、正在看医生、正在住院的患者，您有没有过这样的期盼：医生，知道您很忙，还有很多患者等着您看病，但我还是很期待您的讲解再详细一点、通俗一点；医生，能不能把您讲的这些注意事项一条一条写下来？或者，医生，能不能给我们一本手册、一些音频和视频，我们自己慢慢看、仔细听……在疾病和医生面前，满脑子疑问的您欲问还休。

　　基于以上疑问、焦虑、期盼，由四川省医学科学院·四川省人民医院（电子科技大学附属医院）（以下简称省医院）专家团队执笔、四川科学技术出版社出版的"医生来了·专病科普教育丛书"（以下简称本丛书）来啦！本丛书为全彩图文版，围绕人体各个器官、部位，各类专科疾病的成因、诊治、疗效及如何配合治疗等患者关心、担心、揪心的问题，基于各专科疾病国内外临床诊治指南和省医院专家团队丰富的临床经验，为患者集中答疑解惑、破除谣言、揭开误区，协助患者培养良好的遵医行为，提高居家照护能力和战胜疾病的信心。

本丛书部分内容已被录制成音频和视频，读者可通过扫描图书封底的二维码，链接到省医院官方网站"专科科普""医生来了""健康加油站"等科普栏目以及各类疾病专科微信公众号上，拓展学习疾病预防与诊治、日常健康管理、中医养生、营养与美食等科普知识。

健康是全人类的共同愿望，是个人成长、家庭幸福、国家富强、民族振兴的重要基础。近年来，省医院积极贯彻落实"健康中国""健康四川"决策部署，通过日常开展面对患者及家属的健康宣教及义诊服务，策划推出"医生来了"电视科普节目，广泛开展互联网医院线上诊疗与健康咨询等服务，助力更广泛人群的健康管理。

我们深知，在医学科学尚无法治愈所有疾病的今天，提供精准的健康科普知识、精心的治疗决策方案，提升疾病治愈的概率和慢病患者的生活质量，是患者和国家的期盼和愿望，更是医院和医者的使命和初心。在此，我们真诚提醒每一位读者、每一位患者：您，就是自己健康的第一责任人，关注健康，首先从获取科学、精准的医学科普知识开始。

祝您健康！

"医生来了·专病科普教育丛书"编委会

2021年11月于成都

《泌尿系统科普知识100问》 序

　　泌尿外科是一门古老而年轻的学科，其历史可以追溯到上古时代，彼时的人类就开始对人体排出的"神奇的液体"（尿液）进行观察和研究了。随着科技的发展，泌尿外科现已进入微创腔镜时代和精准诊疗时代，机器人辅助手术、人工智能辅助医疗技术的应用亦方兴未艾。

　　泌尿系统疾病即泌尿系统组成器官所患疾病，尿路感染、尿路结石、前列腺增生是其中的常见病和多发病。近年来，泌尿系统肿瘤的发病率也呈升高趋势。大多数泌尿系统疾病初发期极具隐匿性，需要人们定期的健康体检和筛查才得以发现，难以做到早诊早治。有一些患者在出现病症的时候，缺乏健康常识，尚未意识到问题的严重性，没有及时就医而延误了治疗；还有部分患者在就医过程中，对自身的疾病相关信息没有正确的认识，不知道该如何更有效地配合医生和护士的工作，在一定程度上影响了治疗效果。

　　《"健康中国2030"规划纲要》中特意提出建设健康中国的战略主题是"共建共享、全民健康"，这就要求我们临床医生在治疗疾病的同时，还需要积极将医学知识向广大人民群众传播，以提高大众的健康素养和生活质量。为践行医者使命，普及健康知识，泌尿外科的临床一线医务人员组成编写团队，搜集、整理了百余个常见的泌尿系统疾病相关问题，并结合自身丰富的临床经验和最新相关研究成果，对这些问题进行了详细的解答。

　　本书内容丰富，将生动有趣的插图和通俗易懂的文字描述相结合，涵盖尿路感染、尿路结石、前列腺增生、泌尿系统肿瘤等泌尿系统疾病的临床表现、诊断方法、治疗手段及护理要点等知识。同时，本书还提供了相关生活方式的指导，以帮助读者更好地预防和治疗疾病，促进健康。

　　本书不仅适合泌尿系统常见疾病的患者及家属阅读，也适合健康大众和医务工作者阅读。编者团队希望通过本书对泌尿系统常见疾病知识的生动解说，提高公众对泌尿系统疾病的认知水平，为实现全民健康贡献绵薄之力。

本书为首次发行，希望广大读者提出宝贵的意见，以便日后再版时予以改进和更新。

邱明星

2024 年 11 月

目录

第一篇　泌尿系统常见疾病基础知识

第一章　认识泌尿系统结石
第一节　泌尿系统结石的概念和病因

一、泌尿系统和结石有什么关系？

撰稿人／**刘健男**

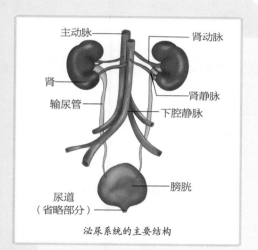

主动脉　　　　　　肾动脉

肾

　　　　　　　　肾静脉

输尿管　　　　　　下腔静脉

尿道　　　　　　　膀胱
（省略部分）

泌尿系统的主要结构

　　初识泌尿系统，我们首先应当了解下它的结构和功能。作为机体九大系统之一，泌尿系统主要由肾、输尿管、膀胱和尿道等组成，是人体循环中起排泄作用的系统，负责将机体代谢的废物

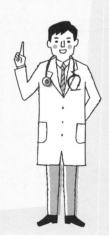

以尿液的形式排到体外，通俗来讲便是人体的废物处理设备兼"下水道"。那么，这一整套的"污水处理设备"是如何工作的呢？机体代谢后的"污水"（血液循环产生的）依次经过"污水"过滤器（肾脏）滤过、输水管道（输尿管）运输，汇入"中央水库"（膀胱）暂存，在大脑下达排出指令后经排水管道（尿道）排到体外，从而完成代谢废物的清理。

Q1. 什么是泌尿系统结石?

　　顾名思义,泌尿系统结石是指发生在泌尿系统的结石,**即尿路结石**,也称尿石症,它的发生使得人体的"下水道"流通受阻并引发一系列与"下水道"不通相关的问题。结石造成的堵塞是泌尿系统最常见的疾病,也是人们以突发腰腹痛的症状去往急诊科就诊的常见原因之一。

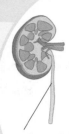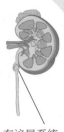

正常"下水道"　　有泌尿系统结石,"下水道"堵塞

Q2. 泌尿系统结石离我们有多远?

　　我国是世界上三大**结石高发区域之一**。在我国,泌尿系统结石的总体发病率约为5%,其中在南方地区甚至可达10%。

　　最新调查显示,每17个中国成年人中便有1人患有肾结石。随着人们饮食结构和工作模式的改变,泌尿系统结石的发病率也逐年升高,**每年,平均每10万人便有150~200人新发泌尿系统结石**,其中约25%的患者需要住院治疗。特殊的是,泌尿系统结石竟然是一种"重男轻女"的疾病,统计表明,**男女发病比例约为3:1**,这主要是由于男性患者的"排水管道"(尿道)狭长又迂曲,容易被堵塞。患者日趋年轻化:泌尿系统结石的好发年龄是25~40岁,逐渐成为影响中青年身心健康的常见疾病。

发病率
每年150~200人/10万

住院率
25%

男女
发病比例
约3:1

Q3. 泌尿系统结石都长在什么地方?

在人体的"下水道"中,结石可能会堵塞在各个部位,不同位置的"排水障碍"可造成不同的影响,引发机体不同的症状,并需要不同的处理方法。按照结石存在的部位,泌尿系统结石可分为:肾结石、输尿管结石、膀胱结石及尿道结石。肾结石又进一步分为肾盂结石和肾盏结石。**肾脏是绝大多数结石的原发部位**,因此肾结石也最为常见。

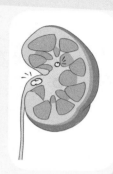

Q4. 肾脏里面竟然容得下石头?

说到这里,大家不禁会想,肾脏不同于输尿管的管腔结构,它是一个实心的器官,肾结石会藏在什么部位呢?其实,我们的肾脏内部有分泌尿液的管腔系统,许多条分支管道汇聚成主管道,便形成了肾盏和肾盂。如果把肾脏比作一栋楼房,那么肾盏结石就是藏在某层楼某个小房间里面的结石;肾盂结石便是存在于一楼中央大厅里面的结石。想见到这些结石,我们可以循规蹈矩地走过大厅、穿过走廊,也可以简单粗暴地破窗而入。因此,想要去除不同部位的结石,就需要不同的手术路径和手术方式。

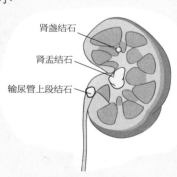

肾盏结石

肾盂结石

输尿管上段结石

Q5. 随波逐流，石头也会往低处"溜"？

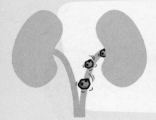

一般来说，大多数输尿管结石、膀胱结石、尿道结石是肾脏的结石掉下去堵塞在相应的部位形成的。也有少部分的膀胱结石是在膀胱内形成的，后者多见于有排尿障碍的老年男性。

二、泌尿系统结石是怎么来的？

撰稿人 / 刘健男

人们对泌尿系统结石的认识不是仅限于一颗颗石头"宏观"的表面，而是还包含不断地研究发病原因和机制。整个基础研究过程代表了我们对泌尿系统结石形成从"宏观"到"微观"的认识。

Q1. 古人怎么理解泌尿系统结石的病因？

在远古时期，人类认为与尿路相关的疾病是由干旱、空气和暴躁易怒的性格导致的，神父、巫师和医生会使用法咒、植物和动物体液组成的"药物"来治疗疾病。随着探索意识的初步形成，古代西方有人发现，波斯境内的泌尿系统结石发病率很高，而巴尔干半岛（古代西方）地区则很少见泌尿系统结石，通过对比两个地区的饮食习惯，推断结石的形成可能与饮用牛奶和吃某些水果等食物有关。公元1世纪，罗马帝国医学家塞尔苏斯开创了泌尿系统结石的解剖学和外科学理论。他指出肾脏疾病，包括泌尿系统结石是个慢性的疾病过程，**与进食酸性、过咸以及变质的食物有关**，并指导人们勤通便、多睡觉、多饮水，通过改善生活

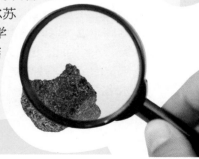

方式预防泌尿系统结石。

　　然而，以上对结石病因的理解也仅仅停留在疾病的表象。直到18世纪初，人们才开始研究结石的组成成分；到了19世纪初，人们才尝试描述不同的结石类型，并阐述分析结石的化学方法，强调需要研究结石的核心和外壳，进而逐步进入泌尿系统结石的"微观"世界，打开了我们寻觅泌尿系统结石成因的"大门"。20世纪后，随着生命科学的发展和生物技术的持续突破，人们对泌尿系统结石起源的认识也不断深入，并形成了各种理论和学说。

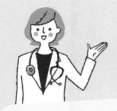

Q2.结石的形成究竟有多复杂？

　　"医生，我的结石是怎么得的呀？"这是门诊医生很头痛的一个问题，因为小小的结石，其**形成却涉及生物学、生物化学、流体力学、结构力学**等多个领域。其中最重要的几个理论如下：肾钙斑学说认为，由于先天或后天的因素，患者的肾脏中存在钙化斑块，其表面可以诱发结晶黏附形成草酸钙结石；过饱和结晶学说认为，当代谢产生的无机物和有机物在尿液中的浓度超过它的溶解度时，便沉淀出来形成微小的晶体，大量的晶体出现便形成了结石；基质学说认为，肾小管内的黏蛋白复合物是结石形成的基质骨架，结石的形成是有机基质和无机矿物依附于骨架的有序结合；成石抑制物质缺乏学说认为，结石患者的尿液中缺少结石抑制物质，如枸橼酸盐、镁、酸性黏

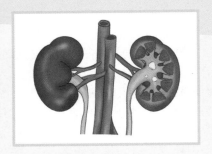

多糖、骨桥蛋白等，从而失去了对结石形成的抑制作用；纳米细菌学说认为，纳米细菌对结石的形成具有较强的促进作用。此外，机体的代谢因素、某些药物因素、尿道的感染与梗阻、环境影响和饮食习惯也是结石形成的重要影响因素。因此，通过以上途径，甚至未知的途径，结石的发生**始于"尘埃"**（微小晶体），**逐渐成长，形成结石**，当体积大到一定程度便可以在"星辰大海"（泌尿系统）中兴风作浪。然而不得不说，尽管泌尿系统结石作为一种良性疾病，并没有像肿瘤等疾病那样令大家谈虎色变，但时至今日，因为人们对泌尿系统结石发病的确切机制仍未完全明了，所以缺乏有针对性的预防手段，许多患者深受其害。

Q3. 尿路结石也需要追踪溯源？

通常来讲，作为"污水滤过"的处理器，肾脏是尿路结石发生的主要场所，大部分输尿管结石、膀胱结石及尿道结石均**为肾结石脱落后嵌顿形成**。根据解剖部位，人们把尿路分为上尿路和下尿路两个组成部分。上尿路是指肾脏和输尿管，发生在肾脏和输尿管的结石称为上尿路结石。下尿路是指膀胱和尿道，发生在膀胱和尿道的结石便称为下尿路结石。

过去，原发性**下尿路结石**在尿路结石中**占据较大的比例**，常见于营养不良的儿童，但现在这种情况已经很罕见了。目前，继发性下尿路结石多见于下尿路梗阻性疾病，如前列腺增生、神经源性膀胱等与排尿障碍相关的疾病。

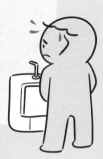

三、看看结石的"家人们"都有谁

撰稿人／刘健男

就像自然界的石头千奇百怪、多种多样，泌尿系统结石同样分为很多种类型。我们经常会听到这样的话："不要经常喝碳酸饮料，这样容易长结石。"高碳酸的摄入确实可引起碳酸盐结石，这是结石的一种，但却不是最常见的一种。那结石都有哪些类型呢？哪种结石最为常见呢？

膀胱结石

肾结石

岩石

Q1. 常见的结石是什么成分?

　　我们说结石来自"尘埃",那么分析结石的类型就要从微观晶体入手。从晶体成分上来讲,结石大体上可以分为**含钙结石**和**非含钙结石**。含钙结石主要包括草酸钙结石、磷酸钙结石、碳酸钙结石;非含钙结石大体上分为胱氨酸结石、尿酸结石、磷酸铵镁结石和少见的黄嘌呤结石等。就像不同成分的岩石有不同的自然形成条件、不同的物理特性,尿路结石也有着不同的标签和特点。

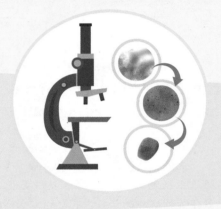

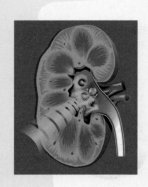

　　最常见的结石类型是草酸钙结石,占**86.7%**。它又可以分为一水草酸钙结石和二水草酸钙结石。一水草酸钙结石多为褐色,形状为桑葚状,这类结石质地坚硬,在体内、体外碎石的过程中往往难以被击碎;二水草酸钙结石多呈白色,这类结石的形状多具有较高的辨识度,像溶洞里的钟乳石,表面多有晶莹的刺状突起,结石质地松脆,比较容易被击碎。

磷酸钙结石　　草酸钙结石

磷酸钙结石约占5%。此类结石为碱性结石，即在碱性环境中容易形成，在酸性环境中易溶解、不易生成，结石多呈浅灰色，内部结构像洋葱剖面一样，多有同心层，质地也比较坚硬；尿酸结石约占5%，与磷酸钙结石相反，此类结石为酸性结石，在酸性环境中容易形成，在碱化尿液后溶解度升高，多呈黄色或者砖红色，为比较光滑的圆形结石，质地非常坚硬；磷酸铵镁结石也为碱性结石，约占结石的3%，此类结石多呈深灰色，填充在腔隙空间中，形状不规则，多伴有泌尿系统感染，结石质地松散易碎；胱氨酸结石也是酸性结石中的一种，此类结石约占0.3%，多是呈土黄色外观的蜡块样结石，与尿酸结石较为相似，表面较为光滑，质地坚硬。

Q2. 混合型结石如何鉴定？

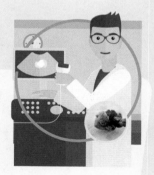

值得注意的是，人体的代谢因素往往十分复杂，在多数情况下体内形成的结石并不是单一种类的结石，而是多种成分混杂的混合型结石。那么，这么多不同种类的结石要如何分辨呢？如何识别这些危险分子的"真实身份"呢？这就涉及一种常用的检验分析方法，即**结石成分分析**。结石成分分析是提取体内结石标本，通过某种物理或化学方法分析结石组成成分的检测手段。分析方法包括红外光谱分析法、光谱半定量分析法、高效离子色谱法，其中最常见的便是红外光谱分析法。

Q3. 为什么要做结石成分分析?

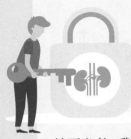

结石成分分析是确认结石性质、成分的方法。无论是自然排出、通过手术取出还是碎石后排出的结石都应进行成分分析。那为什么要识别结石的隐藏身份呢?分析结石成分的意义在于通过明确结石的类型,不仅可以指导人们改变生活方式和饮食结构进而预防结石形成,也可以为结石的治疗提供方向。比如对于含钙结石患者,我们通过控制钙摄入,限制钠盐和动物蛋白的摄入可达到一定的预防结石复发的效果;对于尿酸结石和胱氨酸结石患者,我们可以通过一些药物干预,使尿液变为碱性,甚至直接定向注药,达到溶石和治疗的目的。

四、哪些人容易长泌尿系统结石?

撰稿人 / 刘健男

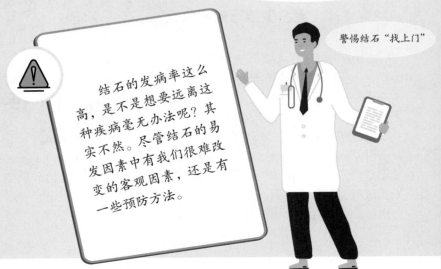

警惕结石"找上门"

结石的发病率这么高,是不是想要远离这种疾病毫无办法呢?其实不然。尽管结石的易发因素中有我们很难改变的客观因素,还是有一些预防方法。

Q1. 泌尿系统结石会遗传吗？

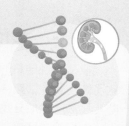

尽管泌尿系统结石不具有直接的遗传性，但存在着一定的遗传倾向。在近亲中如果发现了泌尿系统结石患者，那么，我们就更需要注意和预防泌尿系统结石的发生。随着分子生物技术的进展，科学家也发现了多个基因位点可能与泌尿系统结石的形成相关。目前来看，**与遗传关系比较密切的为胱氨酸结石和尿酸结石**，而在其他结石中尚未找到明显的遗传因素。

Q2. 哪些外界因素容易引发泌尿系统结石？

各地域的饮食习惯和水质成分的差异，导致我国泌尿系统结石患者的地理分布存在着明显的差异。具体体现为，泌尿系统结石在南方地区发病率比较高，以广东、广西壮族自治区、云南、贵州、山东、湖南、江西及安徽等省、自治区发病率较高，在北方地区发病率相对偏低。除饮食因素外，这可能也与气候因素相关。在天气炎热、干燥的地区，人体出汗量较大，尿液浓缩导致结晶物质过饱和，从而容易形成泌尿系统结石。

与此原理类似，在职业方面，高温作业者如厨师、矿工等；长时间无法饮水者如飞行员、外科医生等的发病率也要高于常人。

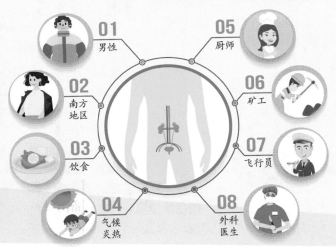

01 男性
02 南方地区
03 饮食
04 气候炎热
05 厨师
06 矿工
07 飞行员
08 外科医生

Q3. 为什么泌尿系统结石的发病率有性别差异?

泌尿系统结石的发生率往往男性高于女性,这可能与女性尿液中的枸橼酸浓度较高,有助于防止尿液结晶成分聚合有关。但近年来,女性患者的数量逐步增多,疾病的性别差距逐渐缩小。其中,上尿路结石男女患者比例相近或男性患者稍多于女性患者,而下尿路结石男性患者则明显多于女性患者。

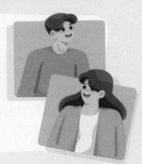

Q4. 生活中预防泌尿系统结石,需要避开哪些"雷区"?

在个人因素方面,最重要的便是饮食习惯。随着生活水平的提高,人们的饮食习惯和生活模式都发生了变化,"吃得好而运动少"是不少当下年轻人的"写照",因此,也就造成他们体内脂肪的过量储备、糖分增高、蛋白质过量,代谢负荷增加,极易形成泌尿系统结石。当然,随着都市生活节奏的加快,以及人们压力的增加,暴饮暴食、不吃早餐、不经常喝水、爱吃夜宵等不良的饮食习惯也成了人们生活里的常态,同时也增加了引发结石的概率。另外,经常吸烟、饮酒也容易引发结石,因大量吸烟、饮酒会使机体的新陈代谢发生改变,导致尿液的成分转变,晶体过饱和机会增多,从而诱发结石。

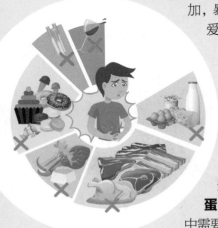

总之,**饮水少、运动少、糖摄入过多、草酸积存过多、嘌呤代谢失常、蛋白质过量**,都是在预防泌尿系统结石中需要注意避免陷入的"雷区"。

五、泌尿系统结石跟哪些疾病相关？

撰稿人 / 刘健男

　　人体是个有机的整体，各种疾病之间往往具有千丝万缕的联系。部分疾病之所以与泌尿系统结石相关，是因为疾病的存在构成了泌尿系统结石形成的高危因素。具体体现在影响人体的代谢、形成泌尿系统局部的梗阻和炎症、感染，以及在治疗过程中药物副作用的影响。这些就是泌尿系统结石形成的"导火线"。

Q1. 谁是结石形成的"补给站"？

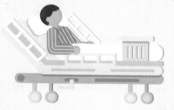

　　有些疾病可能为泌尿系统结石的形成"添砖加瓦"。在代谢途径方面，部分疾病会使得形成结石的物质排出增多。比如：**长期卧床和甲状旁腺功能亢进**（简称甲亢）**的患者**会有尿钙浓度的升高，从而导致含钙结石的发生率增加；痛风患者的尿酸排出量会大大升高，那么尿酸结石的发病率也将相应的提高；草酸钙结石反复发生，往往多见于原发性、继发性、肠源性的高草酸尿症患者，他们体内的草酸含量会明显高于常人；与之类似，家族性胱氨酸尿症的患者，往往易发生胱氨酸结石。

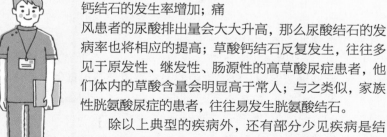

　　除以上典型的疾病外，还有部分少见疾病是结石形成的"幕后黑手"，通过直接或间接的方式去影响代谢，比如：甲亢、维生素D中毒、结节病、恶性肿

瘤、皮质醇增多症、肾小管性酸中毒、特发性高钙尿症都会导致钙代谢异常，引起高钙尿；白血病、真性红细胞增多症、先天性酶缺陷等，这些疾病可能会导致高尿酸，进而导致尿路中尿酸浓度的增加；维生素 B_6 缺乏、低镁血症也将导致高草酸尿症。以上诸多疾病，为结石的成长提供了"良好的营养补给"。

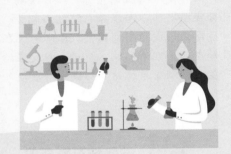

Q2. 谁是结石形成的"催化剂"？

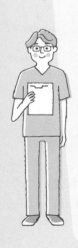

　　一些疾病为结石的形成提供了"良好的生活环境"。尿路梗阻、感染、存在异物都是结石形成的局部因素。其中最常见的便是尿路梗阻，尤其是前列腺增生引起的尿路梗阻，这是因为前列腺增生会造成尿液引流不畅，而长期积聚在膀胱的尿液析出结晶，导致结石的形成。与前列腺增生一样，泌尿系统先天畸形、肿瘤、狭窄、尿路异物等引起尿路梗阻的因素也极易引发结石。简而言之，**能够造成尿液滞留、排出受阻的因素都是结石形成的"催化剂"**。另外，泌尿系统的细菌感染也会诱发以菌落团块为中心的结石。其中，磷酸钙结石、磷酸铵镁结石与尿路感染和梗阻有较密切的关系，当合并感染时，即可形成感染性结石。

Q3. 谁在为结石的形成"推波助澜"？

相比之下，还有些疾病的危害就更加"深藏不露"，能够"借刀杀人"，因为它们的治疗用药能够促进结石的形成。比如：治疗艾滋病的茚地那韦、三硅酸镁、部分磺胺类药物，本身就是结石形成的成分，这类药物在尿液中的溶解度低，很容易析出沉淀并形成结石。此外，当我们过度补充维生素C、维生素D、皮质类激素时，在代谢过程中也容易形成结晶、结石。

Q4. 认识"导火线"的意义是什么？

知道了特定疾病与泌尿系统结石的相关性后，我们能做些什么呢？以痛风为例，痛风患者的尿酸结石发生率是正常人的200多倍，我们通过控制痛风，减少高嘌呤食物的摄入，如鱼虾、动物内脏、啤酒和坚果等，或使用降尿酸的药物，就可以降低血中尿酸浓度，间接减少尿酸结石的发生。因此，当我们发现以上疾病时，应该遵循"**早检查，早治疗**"的原则，以避免为我们的机体带来隐患和麻烦。

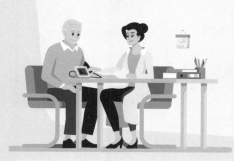

第二节　泌尿系统结石的症状

一、泌尿系统结石有哪些症状？

撰稿人 / **刘健男**

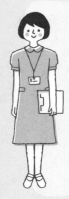

通常结石会潜伏在人体中，不鸣则已，一鸣惊人。早期的泌尿系统结石一般没有明显的预兆，相关症状多出现在剧烈运动、高强度劳动、长途乘车等因素诱发后，患者往往会出现腰腹部剧烈的疼痛和血尿。其中疼痛多是结石移动引起局部平滑肌痉挛导致的，而血尿则由结石易位划伤尿路黏膜引起。然而不同部位的结石也具有各自典型的症状特点。

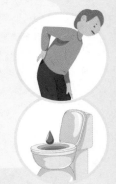

Q1.上尿路结石有什么典型表现？

上尿路结石，即为肾脏和输尿管结石，最典型的症状便是大家熟知的肾绞痛：通常表现为阵发性、突发性的剧烈上腹及腰背部疼痛，患者往往呻吟不止、大汗淋漓，疼痛可沿输尿管向下放射到下腹部、外阴部和大腿内侧。当肾盂、肾盏结石移动度不大时，可引起上腹或腰部的钝痛。当结石位于输尿管下段时可表现为下腹痛及排尿疼痛。因此，当我们感受到类似的疼痛后，应尽快就医，不要迟疑。

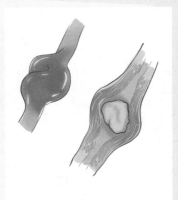

Q2. 除肾绞痛外上尿路结石还有什么症状?

除**肾绞痛**外,活动后的**血尿**也是上尿路结石的重要表现之一,血尿的严重程度往往代表了结石对输尿管、尿路黏膜的损伤程度。另外,输尿管与肠道具有共同的神经支配,当输尿管发生梗阻时,往往还有**恶心和呕吐症状**,因此,输尿管结石很容易与消化系统疾病相混淆。当我们无法正确地判别时,就把这些信息详细地告诉医生们,让他们为我们抓住乔装打扮的"幕后黑手"。

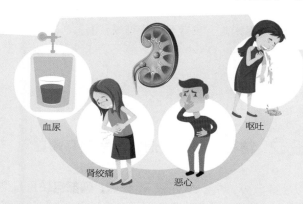

血尿 肾绞痛 恶心 呕吐

Q3. 当结石合并感染时可能出现哪些症状?

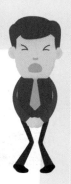

当结石合并感染时,将出现**尿频、尿急、尿痛**的现象,这三种症状通常被称作**"膀胱刺激征"**,往往出现在泌尿系统的炎症性疾病中;当感染很严重,细菌经血液播散,甚至可并发急性的肾盂肾炎或肾积脓,并出现发热、畏寒、寒战等全身症状。更严重者会导致患者出现感染性休克,甚至危及生命。因此,及时去医院进行诊断和治疗便尤为重要。

Q4. 下尿路结石有什么特殊表现?

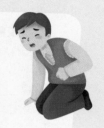

下尿路结石主要包括**膀胱结石及尿道结石**。膀胱结石最典型的症状是患者排尿时尿流突然中断,并感到下腹部剧烈的疼痛,疼痛放射至会阴区和远端尿道。然而这种疼痛,在经历改变体位、更换排尿姿势后往往可缓解并继续排尿。除此之外,大多数患者平日里将出现**尿频、尿急、尿痛和排尿末期血尿**等症状。

尿道结石多见于男性患者,患者往往在排尿时会感到尿道部疼痛,排尿困难,或者点滴状排尿,重者可发生急性尿潴留及会阴部剧痛。在多数情况下结石会嵌顿在前尿道部位,有时甚至可以触及。

Q5. 结石发作的其他"信号"有哪些?

除以上症状外,在少数情况下,**无尿、腰部包块**也是结石发作的"信号"。结石引起尿路梗阻可导致肾功能损伤,因双侧上尿路结石而引起双侧完全性梗阻,或者孤立肾上尿路结石完全梗阻时,可导致无尿;当结石梗阻引起严重的肾积水时,在腰部或上腹部可扪及包块,尤其在侧卧位时包块可较易摸到,有时还可看到包块随呼吸而上下移动。以上情况往往对泌尿系统产生巨大的危害,因此,将这些"危险"扼杀在摇篮中,**"尽早排查,配合治疗"**

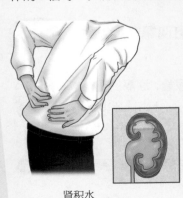

肾积水

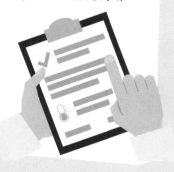

也是我们对自己的身体负责的行为。

看到这里，我们不禁会想，小小的结石竟会掀起这么巨大的风浪。那么，在发现这些结石到来的"信号"后，特别是出现血尿和疼痛时，应及时去医院进行泌尿系统的健康检查，坚持**"早发现，早诊断，早治疗"**的原则，并遵照医生的建议进行调理和治疗，以减少泌尿系统结石带来的"风险"和"隐患"。

二、为什么有的人没有症状？不痛就没事了吗？

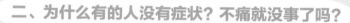

撰稿人 / 刘健男

看到结石有这么多症状，大家可能以为有了结石就等同于患了"疼痛"病，尤其是让人直冒冷汗的"绞痛"，其实并不然。经常会有很多人在拿到体检报告时看到有肾结石、输尿管结石的诊断，才知道自己患有泌尿系统结石。一部分患者会积极地到医院就诊，然而总有一些人会觉得暂时没有任何不适，就不重视、不管不顾。殊不知这样做可能会失去挽救肾脏的最佳时机。那么无症状的结石常见于什么情况呢？

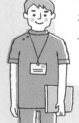

Q1. 什么是肾脏尿盐结晶?

肾结石前期比较常见的一种情况就是出现**肾脏尿盐结晶**。经常会有很多人因不了解该结晶的含义而来到医院就诊。其实该结晶便是肾结石的"幼年期",尽管大多数这种时候,我们并不需要特殊的处理和治疗,但检查报告提示有该结晶就是身体在向我们发出了"微弱"的求救信号,提醒我们需要增加饮水量、优化日常的饮食和作息,否则下一步这些结晶将会逐步发展和"进化"为肾结石。

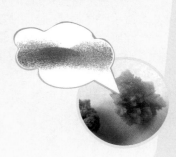

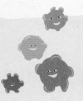

Q2. 疼痛与结石的大小有关吗?

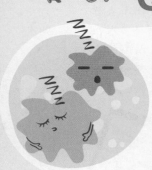

肾盏内的**小结石**在没有引起梗阻、感染等继发病变和肾盂、肾盏内平滑肌痉挛时,**往往不会引起疼痛**。值得我们注意的是,有些患者的结石体积虽然很大(比如复杂的鹿角形肾结石),甚至填满了肾盂、肾盏,或者输尿管结石完全梗阻,卡得严严实实,却没有任何症状,说明疼痛与结石大小没有必然的关系。

Q3. 结石在什么情况下才会引起疼痛?

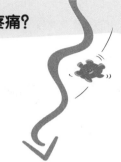

其实,肾结石患者感觉"痛不痛"和"有多痛"主要取决于结石的位置,以及有无引起尿路平滑肌痉挛和继发性感染。有些小的结石反而更容易引起疼痛症状,这主要是因为较小的结石的活动范围更大,当小结石进入肾盂输尿管连接部或输尿管时,为了促使结石排出,输尿管会发生剧烈的蠕动,从而引起平滑肌痉挛,也就是我们常说的肾绞痛。当然,如果结石阻塞的位置比较固定,随着阻塞时间的延长,输尿管因积水而扩张,平滑肌萎缩,肾小球滤过率降低,疼痛即会逐渐缓解。此时,尽管梗阻和损伤仍在继续,疼痛却逐渐缓解以至于失去症状。对于某些体积巨大的肾结石和输尿管结石,因为完全填充了腔隙,被限制了活动,同样不会引起肾盂和输尿管平滑肌痉挛,就不会出现肾绞痛和血尿的症状。简而言之,往往会动的石头才会引起明显的症状。

Q4. 结石不引起疼痛就不需要处理吗?

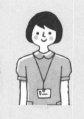

那么,不痛就代表"没事"了吗?当然不是!尽管有些结石不会引起尿路平滑肌的痉挛而出现疼痛,但它引起的梗阻却是切实存在的。而只要有梗阻的存在,肾脏的功能就受到影响有可能在持续地恶化,泌尿系统感染极有可能发生。可惜的是,一些不注重日常体检的人群,往往可能就因为一个小小的结石,而导致严重的肾积水,丧失肾脏的功能,甚至丢失了整个肾脏。因此,我们每年按时体检,才是对身体负

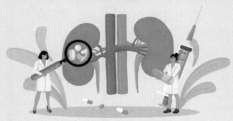

责。换言之，即使肾结石没有引起疼痛的症状，就算身体暂时没有向我们发出"求救"的信号，我们也不能误以为结石会"自动化"地痊愈，从而耽误我们就医的最好时机，反而加重病情。因此，"不痛"的肾结

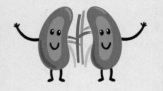

石未必是一件好事，在我们检查出肾结石后，一定要及时就医，积极配合治疗并定期进行复查，让医生为我们的健康进行多次把关，以排除和减少结石并发症的发生，将一些潜在的"危险"扼杀在摇篮里。

三、泌尿系统结石有哪些并发症？

撰稿人 / 黄建林

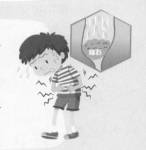

俗话说，眼睛里容不下半点沙，那么，肾脏里容得下结石吗？我们都知道"流水不腐，户枢不蠹"这个道理，流动的水干净清澈，而长期积攒在一个地方的死水会腐烂发臭，那水要是固积在肾脏里会发生什么呢？

Q1. 肾脏功能为什么那么重要？

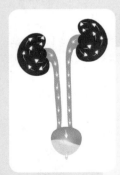

人体肾脏含有许许多多的肾小球和肾小管，它们的看家本领是**生成尿液，清除体内代谢产物及某些废物、毒物**。同时它还有重吸收的技能，保留尿液中水分及其他有用物质，如葡萄糖、蛋白质、氨基酸等，维持电解质、渗透压、酸碱之间的平衡。另外，肾脏还有内分泌功能，是机体部分内分泌激素的降解场所和肾外激素的靶器官。

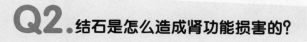

当肾功能受到损伤，我们称之为肾功能不全，根据其受损的程度将其分成一到五期，一旦进入第五期时就比较严重了，称为尿毒症期，此时需要长期透析或者肾移植来治疗。如果一侧肾脏长了结石，并且引起了肾损伤，那么，没长结石的另一侧肾脏可在一定程度上进行代偿。如果两侧都有结石或者存在其他对肾功能有影响的疾病，情况就变得比较危险。

Q2.结石是怎么造成肾功能损害的?

　　当输尿管或肾发生结石梗阻时，肾脏产生的尿液排出受阻，梗阻以上部位承受压力过大，肾盂、肾盏的压力增高，引起扩张积水，并导致肾脏血流减少，可发生肾小管变性、坏死，肾萎缩变小，使肾功能下降甚至完全丧失。打个比方吧!肾脏好比"过滤器"，输尿管是"排污管"，一旦排污管被结石堵住了，污水排不下去，时间一长积得过多，就会像一潭死水。肾脏每天都会产生新的尿液，所以只要梗阻问题不解除，肾积水就会持续加重，使得肾脏像吹气球一样被不断撑大，肾实质就像气球表皮一样被"越撑越薄"，直到失去肾功能，这些无法排泄的尿液也会渐渐滋生细菌，出现肾脏感染、积脓、萎缩、坏死，甚至发生尿毒症危及生命。

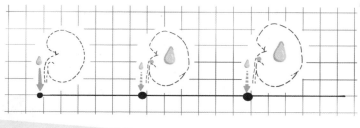

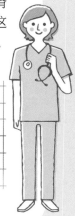

Q3. 如何评估及保护肾功能?

结石患者需要**通过一些检查来明确肾功能受损的程度。**比如抽血化验,可以反映总体肾功能;肾动态显像,可以反映每一侧肾功能。而医生判断肾脏是否有挽救的价值,会结合肾动态显像和其他影像学检查等综合判断。有的情况下还会进行肾造瘘,就是通过皮肤在肾脏上安置一根管子,通过管子引流,观察肾脏每天产生尿液的量。

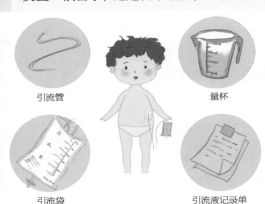

引流管

量杯

引流袋

引流液记录单

一般来说,**任何时刻都要尽量去保护肾功能。**对于结石患者,保护肾功能的办法就是通过手术去除结石、解除梗阻。通过术后定期复查以观察肾功能的变化及恢复情况,并且**采取一些措施预防结石复发。**

Q4. 肾无功能了怎么办?

如果出现肾脏严重受损、一侧肾无功能,该怎么处理呢?对于一些年老体弱的患者,这种情况也可观察,不进行特殊处理。但无功能肾对人体会有一定危害,比如有结石存在,会导致反复感染、化脓,萎缩的肾脏可能引起肾性高血压等。由于这种慢性肾功能损害不可逆,此时单纯地去除结石已没有任何意义,故**完全无功能的肾脏需要切除。**

Q5. 切除一个肾对人体有什么影响？

人体无功能肾被手术切除后，**总体肾功能几乎不受影响**，因为切除前只是对侧肾脏在工作，一个肾脏也可维持正常生理功能。由于患者在手术后只剩下一个肾脏，应避免服用损害肾功能的药物，并定期监测肾功能情况。

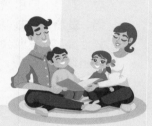

四、泌尿系统结石与尿路感染有什么关系？

撰稿人 / 黄建林

患尿路感染者将出现尿频、尿急与尿痛。遇上已属不幸，殊不知背后还有"大头目"——结石，而泌尿系统结石常常与尿路感染相伴而行。

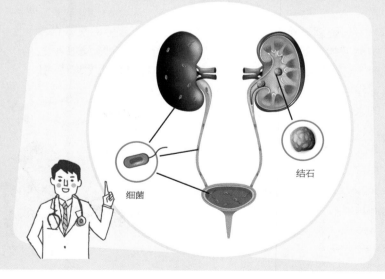

细菌

结石

Q1. 尿路感染有哪些表现?

正常尿液是无菌的,如果尿液中有细菌滋生、产生炎症反应,即会出现**尿频、尿急、尿痛**等下尿路症状,还可能出现**腰痛、发热、乏力**等症状。发热是最常见的症状,表现为反反复复地高热,有时会伴随心率增快、血压下降等症状,严重者还会出现意识障碍,这就是临床诊断中的脓毒血症。此外,有一些患者没有任何症状,但尿液检查结果显示有细菌存在,这称为无症状菌尿。

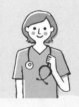

Q2. 尿路感染的危害是什么?

尿路感染除了可引起上述症状,还可引起感染性休克,这种症状来势汹汹,如果没有及时治疗可能会危及患者生命。另外,长期慢性尿路感染可引起肾功能破坏,和结石相互作用,从而导致肾功能减退;当肾脏里面的尿液都是脓液的时候,称之为肾积脓,这种情况下往往不能直接处理结石,而是先将脓液引流出来,充分抗感染治疗之后再行取石手术。当肾积脓合并肾脏无功能时,则需切除肾脏。

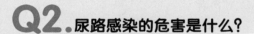

Q3. 结石为什么容易合并感染?

结石本身是细菌附着的理想位置,加上结石往往引起尿路梗阻,故泌尿系统结石很容易**继发尿路感染**。结石继发的感染多由大肠杆菌所致,克雷伯菌、粪肠球菌和葡萄球菌等细菌次之。而大肠杆菌一般不会产生脲酶,所以这与感染性结石有所区别。

Q4. 什么是感染性结石?

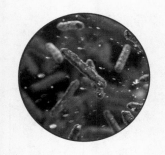

感染性结石简称感染石,是一种特殊类型的结石。其矿物学成分是磷酸铵镁结石,化学成分是六水磷酸铵镁,这种结石成分须在脲酶微生物的作用下才能生成。脲酶可将尿中的尿素分解为氨和二氧化碳,进而形成铵离子,同时使尿液呈碱性,这两者是引发感染性结石的必要条件。在引起尿路感染的病原体中,约有1/3是由产生脲酶的微生物(真菌、细菌、支原体)所致,但主要是细菌,最常见的是变形杆菌。虽然大肠杆菌是最常见的尿路感染致病菌,但仅约1.4%大肠杆菌能够产生脲酶,故其不是导致感染石的主要致病菌。

感染石多发生于尿路感染持续或反复发作的患者,大多发生在肾脏。由于女性尿路感染多见,所以其感染石的发生率高于男性,两者之比为2:1。泌尿系统结石的一般发病高峰在30~50岁,而感染石多发生在60岁以上的老年人,尤其是伴有糖尿病者。

Q5. 为什么术前做了抗感染治疗，术后仍会感染？

由于结石很容易合并泌尿系统感染，所以多数时候需要在术前使用抗生素进行抗感染治疗。每一位患者都需要做尿常规和尿液培养检查，以确定其感染的情况。即使提前做了抗感染治疗，仍然有部分患者术后出现感染。究其原因，一是由于结石梗阻，造成肾脏感染的尿液没有通过尿道排出，故术前尿液检查不能发现；二是由于结石破裂释放细菌，有的结石表面会有脓苔，手术时为保持视野清晰会用生理盐水进行冲洗，较高的水压可能促使细菌入血。

所以在手术之前除了控制已经存在的尿路感染以外，医生也需要识别出容易出现感染的高危因素，针对性地处理以防止严重的并发症出现。

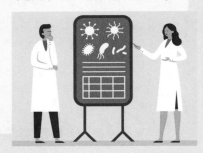

五、结石会引起泌尿系统肿瘤吗？

撰稿人 / 黄建林

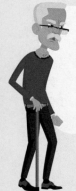

张大爷体检发现肾积水，经当地医院检查后诊断为"输尿管结石"，进行碎石治疗后，病情并未好转。遂来上级医院就医，输尿管镜检查后发现结石部位竟然有肿瘤存在，予手术处理。张大爷心生疑问："我明明得的是结石，为何变成了肿瘤？"

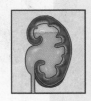

Q1. 泌尿系统结石与肿瘤有什么关系？

泌尿系统包括肾、输尿管及膀胱等器官，这些器官里层含有一层上皮结构（或黏膜），称为尿路上皮。若尿路上皮长期被结石刺激，常常导致**黏膜增生形成息肉**，这种息肉大部分为良性，癌变的可能性相对较小。然而，与正常人群相比，泌尿系统结石患者恶性肿瘤发生的概率增加。主要原因是结石长期刺激、慢性炎症导致肾盂黏膜发生变化，继而发生肿瘤。其次，在合并尿路感染患者中尿路上皮癌的发病率高于无尿路感染者，结石病史超过10年的患者尿路上皮癌发病率也明显升高。

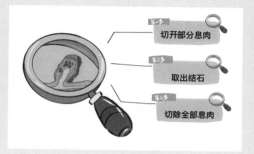

Q2. 输尿管息肉有哪些危害?

输尿管息肉多为炎性息肉，多见于成年人，多因结石长时间嵌顿于输尿管壁，刺激输尿管局部所致，同输尿管结石一样，好发于输尿管的3个生理狭窄处。

输尿管息肉易引起**输尿管狭窄、肾积水、结石复发**等诸多危害，而且，此息肉影响结石的治疗，增加结石处理的难度。若息肉将结石完全包裹，可先切除部分息肉，再击碎结石。

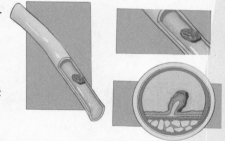

Q3. 遇到输尿管息肉怎么处理?

对于一些细小的息肉，在没有引起输尿管梗阻的情况下，只需要将结石去除，去除后息肉会逐渐萎缩，萎缩后的息肉无须特殊处理；而对于较大的长条状的息肉，一般可用激光或钳夹等方式去除，但有学者建议去除时不要从基底部进行烧灼，因为去除后基底部容易形成瘢痕，造成梗阻。

Q4. 鳞癌与尿路上皮癌有什么区别?

当然,有时候医生也会遇到一些棘手的情况,主要是一些不典型的病例。如:患者就医时只有肾积水而无其他明显的症状,积水最常见的原因是结石梗阻,此种情况易被误诊为输尿管结石,一系列检查及处理后才发现并非结石,罪魁祸首竟是输尿管癌。另一种情况是泌尿系统结石合并肿瘤。如:输尿管结石合并输尿管尿路上皮癌,二者是不同疾病,在检查及治疗中,需要医生仔细鉴别。

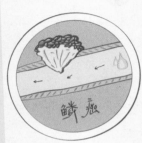

一般原发于输尿管或肾盂的恶性肿瘤的类型是尿路上皮癌,而继发于结石的多为鳞癌。鳞癌恶性程度高,对化疗不敏感,主要依靠手术治疗,预后较差。

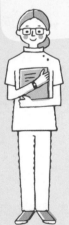

Q5. 结石合并恶性肿瘤怎么办?

当医生怀疑患者属于泌尿系统结石合并恶性肿瘤,可以**通过活体组织病理检查(简称活检)确定**。一旦确诊为恶性肿瘤,合并的结石已不再重要,当务之急是进行根治性手术,包括肾输尿管切除术,术后根据肿瘤病理状况及分期行辅助药物治疗。具体参考尿路上皮癌的处理。

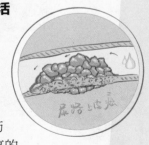

第三节　泌尿系统结石的检查和治疗

一、泌尿系统结石常用的检查

撰稿人 / 黄建林

泌尿系统结石是泌尿外科的常见病之一，复发率高。泌尿系统结石患者不能简单地实行药物排石或体外碎石，应详细检查后，制订个体化治疗方案。那么，通过哪些检查可以知道自己得了结石呢？

Q1. 超声是什么？

超声是利用超声波来检查身体的内脏情况，超声波由探头发出后进入人体，根据人体器官的声像性质差异被反射，探头接收反射波后经计算机处理形成超声图像，通过超声图像可以了解到患者身体的各项情况。超声检查具有无辐射、对人体无害、经济、简便等优点，是泌尿系统结石的常规检查方法，也是儿童和孕妇的首选方法。

通过超声检查可以发现 2.0 毫米以上大小的结石，还可以了解结石阻塞部位以上的尿路扩张程度，间接了解肾实质和肾集合系统的情况，还可以观察膀胱和前列腺等。

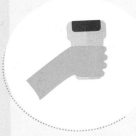

超声波扫描仪

Q2. B超与彩超有什么区别？

我们经常听医生说"打个 B 超""打个彩超"，两者是一样的吗？其实 B 超就是指 B 型二维超声检查，而彩超则是指彩色多普勒超声检查，这两种检查都是属于超声检查。

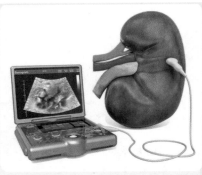

彩超是在 B 超的基础上增加了彩色多普勒超声检查功能，利用多普勒效应，可以检查脏器的血液供应情况、血流频谱形态及血流速度是否正常。随着医疗技术的不断发展，医院运用得更多的是彩超。

但是，从报告颜色上看，B 超是黑白的，为什么彩超不是五颜六色的呢？这是因为彩超中的"彩色"不是为了让报告看起来更好看，而是为了提示血管的血流方向，一般有红色和蓝色两种。医生通过血流方向判断目标脏器是否有血供以及血流方向的问题以协助诊断疾病。

Q3. 超声检查前需要涂上的那坨黏糊糊的是什么？

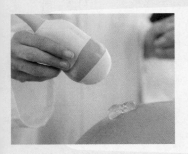

进行超声检查前，医生在检查部位涂上的黏糊糊的东西叫作医用超声耦合剂，它主要是为了让超声波探头和皮肤有更好的接触，从而有利于超声波的传导，进而提高显像效果。这种耦合剂属于水溶性液体，它对身体是没有任何毒害作用的，在检查后只需要用清水洗掉即可。

Q4. 超声检查前是否都需要空腹？

不是所有的超声检查都需要空腹。一般来说，检查部位为肝胆胰脾时，患者是需要空腹的。泌尿系统（肾脏、输尿管、膀胱和前列腺）检查一般是通过背部和下腹部去观察，没有空腹影响不大，而检查时适当憋尿、使膀胱充盈很重要，这样才能使膀胱、前列腺和输尿管膀胱交接处的影像更加清楚。

Q5.做超声检查对身体有害吗？

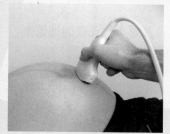

目前，用于临床诊断的超声检查仪的频率和检查时间均处于安全的范围内。现有的资料表明，合理使用超声诊断设备给患者带来的益处远高于其可能存在的风险。从这个角度来讲，超声检查是安全的。

Q6.为什么做了超声检查，还要做X线检查？

X线应用于医学诊断，是利用X线穿透人体被检查的部位，并感光在胶片上形成影像而进行诊断的方法，叫作X线检查。X线检查一般多用于胸部、脊柱、四肢等部位的检查，结石硬度接近于骨头，所以也常常用到X线。

泌尿系统X线片一般简称为腹部平片（KUB），KUB实际上是肾脏、输尿管和膀胱三个英文单词的首字母缩写。然而，**不是所有的结石都可以在KUB上面清楚显示，**如阴性结石、结石密度较低、结石较小、肠道气体干扰均会影响X线检查结果。所以在做KUB之前，医生往往会建议做肠道准备，减少这些干扰。

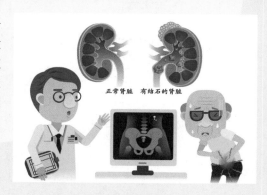

正常肾脏　有结石的肾脏

Q7. X线造影检查是什么?

  X 线检查时,由于人体各种器官、组织的密度和厚度不同,所以显示出黑白的自然层次对比。但在人体的某些部位,尤其是腹部,因为内部好几种器官、组织的密度大体相似,**必须导入对人体无害的造影剂**,人为地**提高显示对比度**,才能**达到理想的检查效果。**这种检查方法经济、方便、直观,临床上叫作 X 线造影检查。

  比如静脉肾盂造影,就是由静脉注入的造影剂,通过肾脏滤过排泄后进入肾盂和输尿管并短暂停留,从而在 X 线图像上显示出这些结构来。在肾功能正常的时候,通过 X 线造影可以清楚地显示出肾盂、肾盏的形态以及输尿管的形态和走行。也存在一侧肾功能不好时,这一侧的肾脏可能就不会显示出来,这时可以采用逆行造影的方式,也就是经过尿道在输尿管里面逆行插入一根很细的管子,经由管子注入的造影剂进入输尿管和肾脏,从而达到显影的效果。

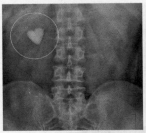
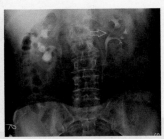

X 线造影检查(结石呈心形)   X 线造影检查(肾盂、输尿管)

二、CT和MRI的作用是什么?

撰稿人 / 黄建林

  计算机体层成像(CT)是利用 X 线穿透人体,再用探测器接收信号形成图像的一种检查技术,相比于"拍片",它具有扫描时间更短、图像更清晰等优点,可用于诊断多种疾病。普通 X 线片是一张整体的图像,而 CT 片是由很多张图像构成,就像平行地切西瓜一样,每一个切面的照片都可以清晰地显示局部的细节特征,另外在这些图像的基础上还可以进

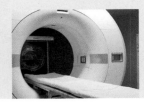

行三维重建，从而可以更加立体地显示内脏器官和病变的情况。

Q1. CT如何诊断结石？

人体的组织结构存在差异，故 X 线获取的信息也存在差异，进而影响 CT 图像的形成。如果正常图像里出现比它更白的部分，说明病变组织密度相对较高；如果正常图像里出现比它更黑的部分，说明病变组织密度相对较低。当在正常组织内看到更白或更黑的影像表现时，很可能是发生了病变，建议进一步行增强扫描或采用 B 超或 MRI 检查。结石的密度接近骨头，所以在肾脏或输尿管的位置看到白色的影像时，就考虑有结石形成。

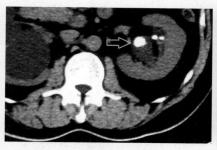 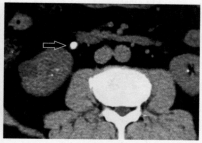

CT 诊断（箭头所指为肾结石）　　　　CT 诊断（箭头所指为输尿管结石）

Q2. CT的适用人群有哪些？

由于存在辐射，故一般不建议婴幼儿和孕妇行 CT 检查，紧急情况或特殊需求除外。其余人群基本适合行 CT 检查。一次 CT 检查的辐射量虽比普通 X 线拍片要多，但都在安全范围，所以只要不是频繁地检查，对于身体没有明显伤害。

Q3. CT有哪些检查方式？

CT 有平扫、增强扫描、造影 3 种不同的检查方式。其中，CT 平扫常被用于常规检查；CT 增强扫描则是在 CT 平扫的基础上，在静脉中注入造影剂，使病变能更清晰地显示出来；CT 造影同样需要注入造影剂以显示一些特殊结构，例如计算机体层成像尿路造影（CTU）是通过延迟显像来显示肾盂和输尿管的结构。

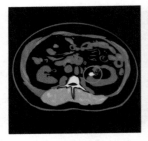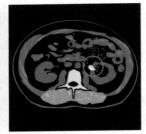

CT 平扫在尿路结石中运用最多，检查的分辨率比 X 线检查要高，可以发现 1.0 毫米大小的结石，解决了 KUB 成像中组织重叠的问题，而且可以对图像进行三维重建，可以清晰显示结石的形态大小，以及肾脏、输尿管等器官的形态。

CTU 相当于将 CT 和静脉尿路造影（IVU）结合起来，可以准确判断有无结石，结石大小、数量、部位和积水的情况，并可以反映肾脏分泌和排泄的功能。缺点是价格较贵，辐射量较高。

Q4. MRI是什么？

磁共振成像（MRI），是利用磁共振现象从人体内获得电磁信号

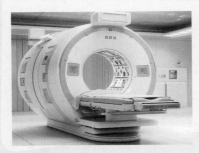

并重建出人体信息的一种检查技术。MRI 的全过程没有 X 线参与，故没有辐射风险，担心辐射的患者可以放心使用。此外，MRI 还具有多方位、多参数、多序列成像的特点，分辨率高，目前在临床检查中已普遍应用。

Q5. MRI如何诊断结石？

人体的组织结构存在差异，故磁共振仪获取的信息也存在差异。MRI 图像主要分为 T_1 和 T_2 信号。T_1 信号越高、T_1 图像越白，说明病变含脂肪、蛋白质越多；T_2 信号越高、T_2 图像越白，说明病变含水分越多。因为病变的成分通常比较复杂，故表现出各种复杂的信号。当正常图像

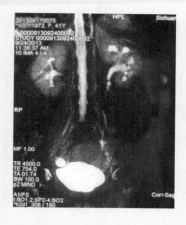

里出现不同的信号时，可能代表器官存在病变，需要进一步检查或治疗。

MRI 对尿路结石的诊断准确度不如 CT，一般不选用。但在一些特殊情况下，比如对造影剂过敏、严重肾功能损害，以及儿童和孕妇可以采用。MRI 在泌尿系统一个重要的应用是做磁共振水成像（MRU），由于水的成分可在 MRI 上面显示比较突出，所以不需要造影剂就可显示泌尿系统。MRU 对于肾功能损伤严重的肾脏、输尿管和积水扩张显示更为清楚，相对于静脉肾盂造影来说优势明显，缺点是价格偏贵。

三、肾图与肾动态显像

撰稿人 / 黄建林

肾脏是一对长得像扁豆的器官，左右各一，呈红褐色，在脊柱两侧，紧贴腹后壁，居腹膜后方。嗯……对！就是人们说的"腰子"。

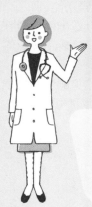

Q1. 为什么需要做肾图和肾动态显像？

这是由于验血报告上肾功能的指标，是两个肾功能的总和。而当血液中的肾功能指标提示异常时，其肾功能已经发展到了非常严重的阶段。而临床常见的 B 超、CT 等检查主要是观察肾脏的形态改变，而无法检测肾功能的变化。那么，如何检测两肾各自的功能，尽早发现功能异常的肾脏呢？这就需要做肾图与肾动态显像了。

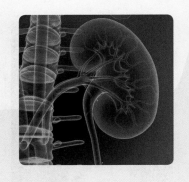

Q2. 什么是肾图？

肾图是将一种放射性物质（^{131}I– 邻碘马尿酸钠，英文简称 OIH）**注入体内**。OIH 进入静脉后会随血流进入肾脏，通过肾脏滤过和排泄；采集肾脏区域的放射性信号，**描记出放射性曲线**，得知 OIH 在肾内的聚集和排出情况，**从而反映肾脏的功能**。曲线上升的高度和速度主要反映有效肾血浆流量和肾脏滤过功能；曲线下降的速率主要反映尿流量的多少和上尿路通畅情况。

正常肾图曲线分为 a、b、c 三段。静脉注射示踪剂后 10 秒左右出现陡然上升的 a 段，反映肾血流灌注的情况；b 段是继 a 段之后的缓慢上升段，峰时多在 2 ~ 3 分钟，主要反映肾功能和肾血流量；c 段为达到峰值后的下降段，正常时呈指数规律下降，其下降快慢与尿流量和尿路通畅程度有关，在尿路通畅情况下也反映肾功能。所以，从肾图结果上可以看出两个肾脏各自的功能情况，并能了解两侧上尿路通畅情况。

尿路结石最常见的曲线是梗阻曲线，提示肾功能严重损害。

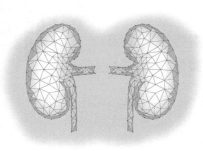

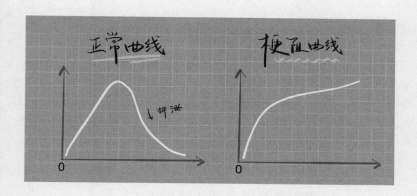

Q3. 什么是肾动态显像?

肾动态显像是核医学科的常规检查项目之一,**用来观察肾的位置、大小、形态、血流、功能及尿路通畅情况**,是泌尿系统疾病常规的检查方法。它既可以评价总肾功能,又可以评价单个肾的功能,具有灵敏度高、简便、安全、无创等优点。它是通过注射放射性药物(常用 $^{99m}Tc-DTPA$)后用 SPECT/CT 扫描,记录药物在双肾的摄取、分布、排泄情况的显像方法,可以判断双肾各自的肾小球滤过率。同时,通过扫描双肾图像、勾画双肾感兴趣区(ROI)得出双肾时间—放射性曲线(肾图),可以对双肾血流灌注、形态、结构及是否存在尿路梗阻及梗阻原因等进行诊断和鉴别诊断。对上尿路结石的诊断、治疗、是否保留患肾方面有重要价值,在梗阻性肾病外科制订手术方案时有一定的指导价值。

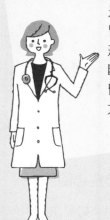

温馨提示:

做肾动态显像的患者可正常饮食,在检查前 30 分钟饮水 300 ~ 500 毫升,上检查床前排空膀胱。在检查过程中患者平躺,双手上举至头顶即可,整个检查时间约 20 分钟。

Q4. 肾图与肾动态显像有什么区别？

肾图或肾动态显像均可以了解肾脏的功能情况、肾功能受损的程度及判断尿路是否存在梗阻。肾图是一种非显像的功能检查方法，检查费用低，但误差较大，结果的准确性不高。肾动态显像可以得到双肾和双侧尿路的影像，得到的结果信息量大，灵敏度和准确度都明显高于肾图，所以现在临床上更多地选用肾动态显像。

Q5. 造影剂对患者的伤害大不大？

锝 – 99 m（^{99m}Tc）这种核素的物理半衰期只有 6 个小时，加之显像剂进入血液后可以迅速代谢，随尿液排出，检查结束时体内存留量已很少。通过人体不断地清除和衰变，到 24 小时后体内基本没有了。所以受检者不用担心，造影剂对身体几乎没有影响。

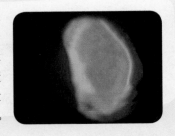

四、泌尿系统结石的化验

撰稿人 / 黄建林

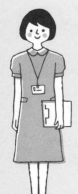

疾病的发展是一个复杂的过程，检验结果是医生判断患者病情发展过程的客观依据，通过化验单分析每项指标的意义，可以避免误诊、漏诊。泌尿系统结石也不例外，需要通过患者的血液、尿液等检查来进行诊断及治疗，下文带大家走进血与尿的"江湖"，看看那些曾让你迷惑不解、眼花缭乱的指标与箭头。

Q1. 泌尿系统结石患者要做哪些化验？

尿常规、尿培养、血常规、血生化，其他（如凝血、甲状旁腺激素等）。

Q2. 尿常规报告上有哪些内容?

尿常规是泌尿外科最常用的化验,其特点是简单、快速和方便。留取尿液标本时需要取清洁中段尿。尿常规报告一般包括干化学分析和有形成分分析。干化学分析是一个定性的方法,因此它的结果多以"+"或"-"表示;尿液有形成分分析采用全自动尿液分析仪,提供一个定量的数值。

一份尿常规结果可以反映很多问题,对于泌尿系统结石的患者,我们常关注的指标包括:隐血、尿液 pH 值、葡萄糖、亚硝酸盐和白细胞酯酶、白细胞、红细胞、结晶、细菌计数等。

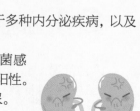

隐血:提示血尿,病因可分为肾小球性血尿和非肾小球性血尿(如凝血功能异常,泌尿系统结石、肿瘤、感染等)。在泌尿系统结石患者中,出现隐血的情况很常见。

尿液 pH 值:高尿酸血症者持续酸性尿易发生尿酸结石,因此临床上常碱化尿液来预防尿酸结石。

葡萄糖:阳性除了怀疑糖尿病外,还可见于多种内分泌疾病,以及生理性糖尿如摄入性、神经精神性糖尿。

亚硝酸盐和白细胞酯酶:主要用于尿路细菌感染的筛查,但标本放置时间过长亚硝酸盐可呈假阳性。

红细胞:可综合隐血来判断是否为真性血尿。

白细胞:升高提示可能有尿路感染。

细菌计数:升高也提示可能有尿路感染。

结晶:分为生理性和病理性,前者多来自食物,当结晶大量、多次存在时应考虑泌尿系统结石可能。

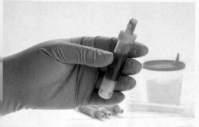

尿液的检查还有一项显微镜检查,即人工在显微镜下观察尿液中红细胞、白细胞、管型等成分,每高倍镜视野下 ≥ 3 个红细胞即为镜下血尿,每高倍镜视野下 ≥ 5 个白细胞提示可能有尿路感染。

Q3. 除了尿常规，尿的检查还有啥?

1）尿液细菌培养 + 药敏试验

当尿常规结果异常，医生怀疑尿路感染的时候需要做尿液细菌培养，因为这是诊断尿路感染最直接的证据，药敏试验则是为抗生素的适当选择提供依据。

所有泌尿系统结石患者在手术前也需要做尿液细菌培养检查，以便控制手术前已有的感染。此项检查一般需要 3 ~ 5 个工作日出结果。

2）24 小时尿液分析

对于反复复发泌尿系统结石的患者，可以收集 24 小时尿液做代谢分析，一定是 24 小时的尿液总量哦。其原理是分析患者的尿液成分（体积、pH 值、钙、磷、钠、钾、草酸盐等），以初步了解结石形成的相关可能因素，并在一定程度上提供饮食建议。

Q4. 血的检查有些啥?

1）血常规

（1）白细胞计数及分类：白细胞升高很多时候提示有感染或炎症存在。

（2）红细胞计数及血红蛋白：判断有无贫血。

（3）血小板计数：血小板有止血的功能，血小板计数偏低时可能出血增加，影响手术及治疗。

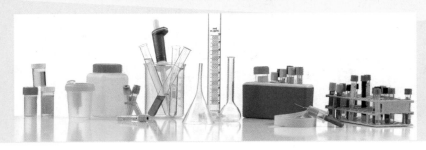

2）血生化

（1）血尿素氮（BUN）：BUN升高常见于器质性肾功能损害，如各种原因所致的慢性肾衰竭；如果结石梗阻导致肾功能不全则BUN会升高。

（2）血尿酸：尿酸是嘌呤代谢的终产物，血尿酸高主要见于痛风患者。血尿酸升高但无痛风发作为高尿酸血症，肾功能不全时血尿酸也会升高。

（3）血肌酐（Scr）：是人体肌肉中肌酸代谢的产物，血肌酐高出正常值多数情况下意味肾功能受损。

（4）电解质（K^+/Na^+/Cl^-）：主要指人体内环境中的离子浓度，当肾功能衰竭会引起电解质的异常，需要引起重视。

3）其他

（1）凝血功能：出、凝血的时间。

（3）甲状旁腺激素（PTH）：PTH升高提示甲状旁腺功能亢进，是继发结石的病因之一。

五、肾绞痛的治疗

撰稿人／**黄建林**

疼痛不是病，痛起来真要命。很多人有过头痛、牙痛、腰酸背痛，很多女性还有过痛经，但是这些疼痛在肾绞痛的面前，通通都成了小角色。如果你不幸遇上了肾绞痛，不管你是窈窕淑女，还是铮铮铁汉，都会疼得满地打滚、风度尽失。那么，让人闻风丧胆的肾绞痛到底是什么呢？

Q1.**什么是肾绞痛？**

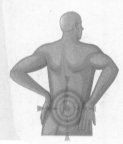

肾绞痛的产生大多是由于输尿管结石引起输尿管痉挛，所以大多数的肾绞痛其实是输尿管绞痛。肾绞痛痛起来跟刀绞一样，疼痛系数相当之高，在疼痛界享有"盛誉"。肾绞痛一旦发作，靠自己的意志硬撑挺过来的成功案例几乎为零，而且也没有必要（你犯不上跟个折磨你的石头较劲啊），该上医院就上医院。

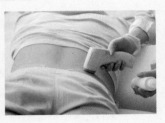

到了医院后，医生一般不会立刻进行镇痛处理，因为需要用一些检查（如 B 超、CT 等）来排除其他原因，以免出现漏诊或误诊。如果症状非常典型、之前反复出现过类似疼痛的情况，也可以考虑先镇痛再检查。

Q2. 肾绞痛如何治疗？

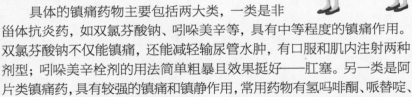

肾绞痛主要采用药物治疗，包括口服和注射两种用药途径。口服药物的起效时间相对肌内注射药物慢一些，所以肌内注射镇痛药物的方式在急诊科备受"宠爱"。

具体的镇痛药物主要包括两大类，一类是非甾体抗炎药，如双氯芬酸钠、吲哚美辛等，具有中等程度的镇痛作用。双氯芬酸钠不仅能镇痛，还能减轻输尿管水肿，有口服和肌内注射两种剂型；吲哚美辛栓剂的用法简单粗暴且效果挺好——肛塞。另一类是阿片类镇痛药，具有较强的镇痛和镇静作用，常用药物有氢吗啡酮、哌替啶、

布桂嗪和盐酸曲马多等。对于首次发作的肾绞痛治疗应该从非甾体抗炎药开始，如果疼痛持续，可换用其他更强效的药物。

Q3. 肾绞痛除了镇痛，还有什么治疗方法？

除了镇痛药物之外，医生还会加上一些解痉的药物联合使用，以达到更好的治疗效果。常用的解痉药物有阿托品、山莨菪碱（654-2）等，主要的副作用有口干、心动过速等。此外，黄体酮注射液可以抑制平滑肌的收缩而缓解痉挛，对镇痛和排石有一定的疗效，并且可用于孕妇（在医生指导下用药）。钙离子阻滞剂（如硝苯地平）、α 受体阻滞剂（如坦索罗辛）对缓解肾绞痛也有一定疗效。

Q4. 肾绞痛伴随恶心、呕吐时该怎么办?

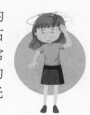

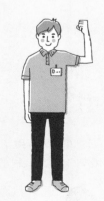

可恶的肾绞痛带给我们身体的伤害远不止疼痛这么简单,不少结石患者同时伴随明显的恶心、呕吐,常常表现为吃不下、喝不下。肾绞痛的这波让患者"只出不进"的招式,无疑是给本就疼痛的身体暴力一击。

别怕,有医生在!

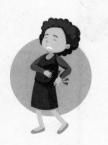

肾绞痛的"招式"难不倒博学多才的医生们,不能经口用药,那就选择静脉输入。这样不但可以补充水分和电解质,还可以添加止吐的药物;如果出现发热、血液及尿液检查等提示有感染情况时,还可添加抗感染的药物,也就是我们平时说的"消炎药"。医生可不是好惹的,看你肾绞痛还敢不敢兴风作浪!

治标,更要治本!我们都知道引起疼痛的原因是结石,所以关键还是得针对结石进行治疗。目前大部分医院急诊没有开展碎石,而是先处理患者的疼痛症状。当然,在医疗条件允许的情况下,也可采用立即处理结石的办法来治疗急性肾绞痛,比如体外冲击波碎石术(ESWL)、输尿管镜手术,将结石粉碎或者取出,从而缓解疼痛。手术具体的情况可参考后面章节的内容。

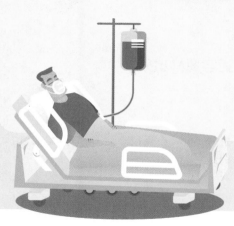

六、药物排石治疗怎么做？

撰稿人 / 卜司元

这一部分将向大家简单介绍泌尿系统结石的药物排石治疗，包括适应证、相关的药物及用法、注意事项等。值得注意的是，不是所有的泌尿系统结石都适于药物排石，很多时候还是要听取医生具体的建议。

Q1. 哪些情况可以选择药物排石治疗？

很多时候的泌尿系统结石是需要微创治疗的，比如 ESWL 或进一步的输尿管镜碎石、经皮肾镜碎石等，但如果检查（彩超或 CT）后发现结石很小，可以先尝试药物排石治疗。

药物排石治疗的适应证包括：

（1）结石直径小于 0.6 厘米。

（2）结石表面光滑。

（3）结石以下的尿路无梗阻等异常。

（4）结石未引起完全的梗阻，且停留少于 2 周。

（5）ESWL、输尿管镜碎石、经皮肾镜碎石术后的辅助治疗。

Q2. 怎么让结石更容易排出来？

1）保证饮水量

每日饮水 2 000 ～ 3 000 毫升（4 ～ 6 瓶 500 毫升矿泉水），也可为纯水或含少量无糖饮料，昼夜均匀。

2）根据情况选择合适的运动

当结石位于肾中上盏或输尿管时，可以进行与跳跃相关的运动，比如跳绳、跑步、上下楼梯或仅仅是简单的原地跳，跳跃运动可以有效地帮助患者进行结石位置的调整，让结石在身体中不断移动，直到逐渐排出。

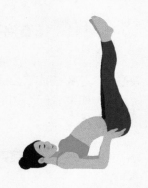

当结石位于肾脏下盏时，或者结石手术后有残存的结石碎片位于下盏，可以采取倒立排石。当然真正的倒立很难做到，但可以采取仰卧的半倒立法，这种方法比较简单。仰卧于床边，脚顶墙尽量向上抬高，用肩撑住尽量抬高腰腹，可以使用枕头、被子等垫在腰背部帮助维持半倒立体位，一只手轻轻拍打患侧腰部，此方法可起到不错的辅助排石效果。

Q3. 促进结石排出的药物有哪些?

排石的方法除了多饮水、适度运动，药物治疗也很重要。这些药物包括：

α受体阻滞剂：包括多沙唑嗪、坦索罗辛、特拉唑嗪、赛洛多辛等。这些药物能够让输尿管下段松弛，降低输尿管平滑肌张力，使输尿管结石特别是输尿管下段结石更容易排出。

非甾体抗炎药：包括吲哚美辛、布洛芬等，这些药物不仅能镇痛，还能减轻组织水肿和炎症，对结石排出有一定帮助作用。

抗生素：包括青霉素类、头孢类、喹诺酮类抗生素等，结石嵌顿在输尿管时常常伴有感染，使用抗生素能够治疗感染，也能使局部的水肿减轻，帮助结石排出。

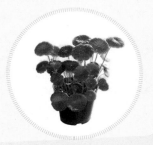

中药类药物：包括金钱草冲剂、排石饮液、排石汤、尿石通、排石颗粒等，这些中成药有一定消肿、消炎作用，能够利尿，进一步促进结石排出。

Q4. 排石治疗有哪些注意事项？

当然，排石治疗，包括药物排石不一定能让小结石排出，有时候结石嵌顿久了疼痛症状会缓解或消失，这时候千万不要大意，一定要去医院复查，如果结石还没排出，就要考虑手术治疗了。

七、泌尿系统结石什么时候需要手术？

撰稿人 / 卜司元

下面给大家介绍肾结石、输尿管结石在什么情况下需要进行手术治疗，帮助大家了解什么时候不能再继续选择保守治疗了，什么时候需要积极地手术，避免耽误病情。

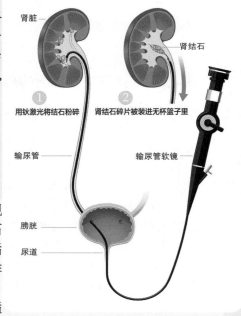

肾脏

肾结石

① 用钬激光将结石粉碎　　② 肾结石碎片被装进无杯篮子里

输尿管　　　　　　　　　　输尿管软镜

膀胱

尿道

输尿管软镜碎石

Q1. 肾结石什么时候需要手术？

有些时候发现肾结石或出现肾绞痛，可以先尝试保守的排石治疗，比如检查（彩超或 CT）后发现结石很小，结石是有自行排出可能的。

前面我们讲了药物排石的适应证，如果不满足那些条件，就要考虑手术治疗了。

另外，保守观察不能无限期地进行下去，如果发现结石梗阻时间超过 2 周，也需要积极地进行外科手术治疗。

Q2. 输尿管结石什么时候需要手术?

当结石引起的疼痛不能被药物缓解，或者结石直径大于 0.6 厘米，以及排石治疗超过 2 周结石仍未排出时，应考虑采取外科治疗措施。

这些措施主要包括:

（1）ESWL 主要针对直径小于 2.0 厘米的肾结石和输尿管上段结石。

（2）输尿管内安置支架管，同时还可以配合 ESWL 治疗。

（3）输尿管硬镜碎石术，以及输尿管软镜碎石术。

（4）经皮肾造瘘引流术、经皮肾镜碎石取石术等。

Q3. 哪些情况需要马上手术?

治疗过程中注意有没有合并比较明显的感染，有无双侧梗阻或孤立肾梗阻造成的少尿，如果出现这些情况，则应该积极行外科治疗，尽快地解除梗阻。

结石手术方式有很多，根据结石所在位置、大小的不同，有不同的方式可以选择。

肾结石以及输尿管上段结石，当结石大于 2.0 厘米时行手术治疗，当 ESWL 效果不佳时应该行其他手术治疗，方式包括经皮肾镜碎石取石术和输尿管软镜碎石术。经皮肾镜碎石取石术适用于较大结石以及肾积水较重的肾结石和输尿管上段结石；输尿管软镜碎石术适用于相对较小的结石。输尿管下段结石，主要使用输尿管硬镜碎石术。

有时如果相对微创的腔内治疗无法施行，也需要行腹腔镜或开放手术取出结石。手术方式需要外科医生结合患者的具体情况来选择。

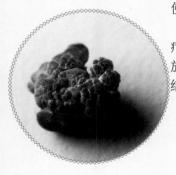

Q4. 什么情况需要分期手术?

有一些情况需要分期手术, 比如:

(1) 需要做输尿管软镜碎石术的患者, 由于小部分患者的输尿管偏细, 可能存在无法顺利置入软镜鞘和软镜的情况, 所以如果考虑患者有输尿管狭窄的可能, 需要提前安置输尿管支架2~4周, 再行输尿管软镜碎石术, 这是因为安置输尿管支架后, 输尿管会变得比之前更粗, 能够保障顺利置入软镜鞘和软镜。

(2) 结石继发严重的感染, 或梗阻导致肾功能不全时, 可根据情况分期手术处理, 一期先安置输尿管支架管或肾造瘘, 二期再行手术碎石处理, 这样能够最大限度保证安全性。

(3) 当肾结石过大时, 无论是输尿管软镜碎石还是经皮肾镜碎石, 如果经2~3小时无法完全碎石, 可能就需要二期再次碎石, 因为过长的手术时间会有导致术后败血症的可能, 也会增加其他的手术相关风险。

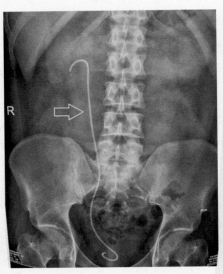

箭头所指为输尿管支架

Q5. 膀胱结石和尿道结石什么时候需要手术?

膀胱结石及尿道结石, 当结石无法顺利排出时都应进行手术治疗。手术治疗包括经尿道的腔内碎石取石, 以及腹腔镜或开放的膀胱切开取石。不能排出的前尿道结石可以经尿道在膀胱镜下夹出结石, 后尿道的结石可以用导尿管或者膀胱镜推回膀胱后, 再行腔内碎石取石术。

Q6. 体检发现了泌尿系统结石怎么办?

体检发现的肾结石,如果结石较小(0.6 ~ 2.0 厘米)可以先尝试 ESWL,如果 ESWL 效果不佳,可进一步手术治疗;如果结石大于2.0 厘米,或结石已经引起了明显的梗阻和感染,应当积极地行外科手术治疗。

体检发现输尿管结石时,患者常常没有明显的肾绞痛症状,然而这种情况反而更加糟糕,因为这时结石嵌顿的时间一般都较长了。应当根据情况积极地进行 ESWL,或进一步手术治疗。

八、肾结石和输尿管结石的治疗有哪些手术方式?

撰稿人 / 卜司元

下面给大家介绍肾结石和输尿管结石的手术方式,浅显地讲解哪种情况适合哪种手术。

Q1. 肾结石的主要手术方式有哪些?

(1)ESWL 是治疗小于 2.0 厘米的肾盂及中上盏结石的首选方法,小于 1.0 厘米的下盏结石也可以首选 ESWL。

(2)输尿管软镜碎石术是近年来发展迅速的手术方式,适用于小于 2.0 厘米但 ESWL 定位困难、X 线阴性的结石;结石坚硬,ESWL 效果不佳的结石;肾盏憩室内的结石;合并肾盂旁囊肿的结石(小于 2.0 厘米)等情况。

(3)经皮肾镜碎石取石术适用于所有需开放手术干预的肾结石,包括完全性和不完全性鹿角结石、大于等于 2.0 厘米的肾结石、有症状的肾盏或憩室内结石等。

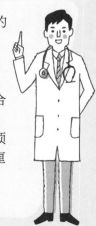

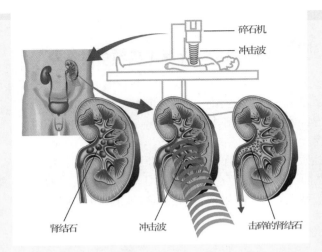

肾结石　　　　冲击波　　　　　击碎的肾结石

　　临床上手术方式常常需要根据当时具体的情况做出选择，比如肾积水的程度、结石的硬度、患者的身体情况、医疗单位的技术条件等。

Q2. 输尿管结石的主要手术方式有哪些?

　　（1）ESWL：适用于直径小于 1.0 厘米的上段输尿管结石，1.0～1.5 厘米的输尿管结石也可尝试 ESWL，但当 ESWL 效果不佳时应进一步手术治疗。

　　（2）输尿管硬镜碎石术：适用于输尿管中下段的结石；ESWL 治疗失败的结石；ESWL 治疗后形成的"石街"；X 线阴性的结石，无法顺利实施 ESWL；嵌顿时间过长的结石等。

　　（3）输尿管软镜碎石术：适用于输尿管上段结石；输尿管存在扭曲，硬镜无法到达结石部位等情况。

　　（4）经皮肾镜碎石取石术：可以对一些上段结石合并严重肾积水的患者施行。

　　（5）腹腔镜或开放的输尿管切开取石术：可以对输尿管镜或经皮肾镜碎石失败的患者，或者合并有输尿管其他病变的患者施行。

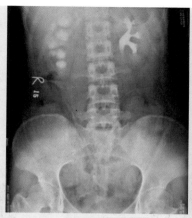
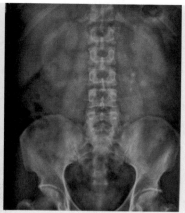

Q3. 肾结石和输尿管结石治疗有哪些异和同？

肾结石和输尿管结石由于结石的位置不同，治疗方式上有区别，也有相同的地方。肾结石小于 2.0 厘米，输尿管结石小于 1.0 厘米，都可以在一定情况下选择 ESWL；肾结石和输尿管上段结石的手术方式都包括输尿管软镜碎石术和经皮肾镜碎石取石术；输尿管中下段结石可以选择输尿管硬镜碎石术。

Q4. 为什么泌尿系统结石现在很少做开刀手术了？

随着腔内技术的突飞猛进，输尿管硬镜、输尿管软镜、经皮肾镜已经能够解决绝大部分的泌尿系统结石；即使一些情况下腔内手术无法实施，腹腔镜下的切开取石等手术方式也能很好地补充，因此传统的开刀手术已经很少施行了。

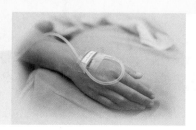
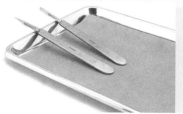

Q5. 腹腔镜和机器人手术有哪些作用？

当泌尿系统结石合并有泌尿系统的畸形时，除了要除去结石，很多时候还需要进行修复重建，重塑相对正常的泌尿系统结构，这时候单纯的腔内治疗碎石取石就显得不足了。这种时候，往往还需要腹腔镜或者机器人辅助腹腔镜的手术来进一步对畸形的结构进行重塑。

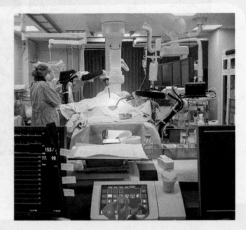

九、体外冲击波碎石术的适应证和注意事项有哪些？

撰稿人 / 卜司元

下文介绍泌尿系统结石外科处理的第一招——隔山打牛。讲解什么是 ESWL。ESWL 已经应用于临床 30 余年。其是通过体外碎石机产生冲击波，由机器聚焦后对准结石，经过多次释放能量而击碎体内的结石，使之随尿液排出体外。

Q1. 哪些情况适合做体外冲击波碎石术？

在肾结石上，ESWL 是治疗小于 2.0 厘米肾盂及中上盏结石的首选方法，小于 1.0 厘米的下盏结石也可以首选 ESWL。

在输尿管结石上，对直径小于 1.0 厘米的上段输尿管结石首选 ESWL，1.0 ~ 1.5 厘米的输尿管结石也可尝试 ESWL，但当 ESWL 效果不佳时应进一步行其他手术治疗。

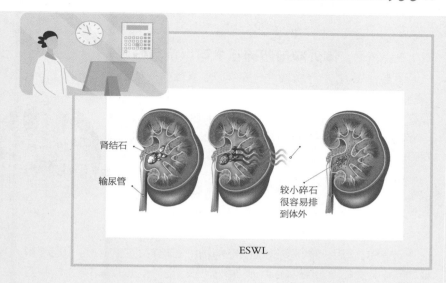

ESWL

肾结石

输尿管

较小碎石
很容易排
到体外

Q2. 哪些情况不适合做体外冲击波碎石术？

目前 ESWL 治疗的禁忌人群包括孕妇、不能纠正的出血性疾病患者、结石以下尿路有梗阻患者、严重肥胖或骨骼畸形患者、高危患者如心力衰竭患者、严重心律失常患者和泌尿系统活动性结核患者等。

Q3. 体外冲击波碎石术后一点损伤都没有吗？

ESWL 是一种相对安全、创伤小的治疗方式，比较容易被患者接受。但是如果操作不当，适应证掌握得不严格，可能会给患者造成一定的伤害。ESWL 会对肾脏和输尿管造成一定的损伤，操作不当、过多或过于频繁的ESWL 可能会造成肾周围血肿、肾脏出血、输尿管狭窄等情况。

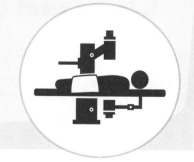

Q4. 体外冲击波碎石术可以反复做吗？

推荐 ESWL 治疗次数在 3 ~ 5 次（具体情况依据所使用的碎石机而定），否则应该选择输尿管硬镜、软镜、经皮肾镜等手术方式。治疗的间隔时间目前没有确定的标准，但很多学者通过研究肾损伤后修复的时间，认为间隔的时间以 10 ~ 14 天为宜。

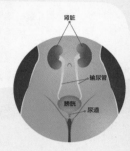

Q5. 做完体外冲击波碎石术有什么注意事项？

行 ESWL 后，需要多饮水以及药物排石治疗；ESWL 后一定要积极地随诊、复查，根据碎石排石的情况，进行进一步 ESWL 或手术治疗，千万不要因为碎石后症状缓解就不及时复诊，导致结石嵌顿时间过久造成肾功能不可逆的损害。

十、输尿管镜手术

撰稿人 / 卜司元

下文介绍泌尿系统结石外科处理的第二招——"深入虎穴"（软硬兼施）。讲解什么是输尿管镜手术，以及什么情况需要做输尿管镜手术等。

Q1. 什么是输尿管镜手术？

输尿管镜是一种纤细的，由导光纤维、工作腔道和各种不同用途的工作配件构成的器械。输尿管镜手术是通过一根细长的窥镜，经尿道、膀胱、输尿管口进入输尿管，在影像监视系统下，很清晰地观察到输尿管内的病变，如结石、肿瘤等，对输尿管疾病进行诊断与治疗的手术方式。输尿管镜包括传统钢制的输尿管硬镜，以及近年来快速发展的可以弯曲的输尿管软镜。

Q2. 哪些情况需要做输尿管镜手术?

输尿管镜手术，主要适用于：输尿管中下段的结石；ESWL 治疗失败的结石；ESWL 治疗后形成的"石街"；X 线阴性的结石，无法顺利实施 ESWL；嵌顿时间过长的结石等。

Q3. 输尿管软镜手术有什么优势?

输尿管软镜手术，不仅可以处理肾结石，也可以处理输尿管结石。

对于肾结石，输尿管软镜手术适用于小于 2.0 厘米但 ESWL 定位困难、X 线阴性的结石；结石坚硬，ESWL 治疗效果不佳的结石；肾盏憩室内的结石；合并肾盂旁囊肿的结石（大于 2.0 厘米）等情况。对于输尿管结石，输尿管软镜手术适用于输尿管上段结石，以及输尿管存在扭曲、硬镜无法到达结石部位的患者等。

Q4. 输尿管镜手术有什么风险?

输尿管镜手术风险主要包括术中风险和术后风险。

1）术中风险

（1）输尿管撕裂：其是输尿管镜手术中较为严重的风险之一，一般是由于输尿管狭窄或者是退镜操作不当所致的，一旦出现输尿管撕裂，那么就需要做进一步的手术治疗，常见的手术方法有输尿管膀胱吻合术和肠代输尿管术等。

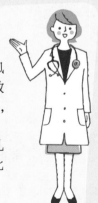

（2）输尿管穿孔：其是术中常见的并发症，如果穿孔比较小，放置支架管 2 ~ 4 周一般可以愈合，如果穿孔比较严重，就需要进一步手术进行修补。

2）术后风险

（1）感染：输尿管镜手术后出现感染是比较常见的，尽量避免感染的发生，或控制感染的进展，需要在术前、术中、术后进行相应的评估和应用合理的抗感染药物。

（2）输尿管狭窄：这是输尿管镜术后最为棘手的远期并发症。发生的原因多种多样，当狭窄不严重时，可以通过安置支架管、输尿管镜扩张、球囊扩张等方式治疗，当狭窄严重或腔内治疗失败后，需要进行手术切除狭窄段，然后再行输尿管吻合术、输尿管膀胱再植术、肠代输尿管术等。

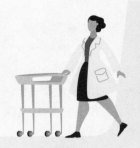

Q5. 输尿管镜手术的大致流程是什么？

（1）进镜：通过患者的尿道进镜，进入膀胱内并找到输尿管口，在导丝引导、水压的帮助下，让镜子进入输尿管内。

（2）碎石：通过在管腔内部置入钬激光光纤或气压弹道探针等，利用能量将结石击碎。较大结石碎块，可以通过输尿管钳或取石网篮等工具取出体外。

（3）退镜：碎石后检查输尿管腔是否通畅，如果没有明显狭窄或残留结石，可以退镜，留置导丝，沿导丝留置输尿管支架管。输尿管支架管一般建议安置 2 周以上，可以预防术后输尿管狭窄。

十一、经皮肾镜手术

撰稿人 / 何鹏

肾结石是一种在我们日常生活中常常听到的一种病，发病率在西南地区很高，经皮肾镜手术也是治疗肾结石的常用方法之一。下文介绍泌尿系统结石外科处理的第三招——"直捣黄龙"。讲解什么是经皮肾镜手术及相应的特点等。

Q1. 什么是经皮肾镜手术？

经皮肾镜手术，顾名思义就是经过皮肤进入肾脏，进行结石手术，其特点是精准打击。具体一点就是在腰部皮肤做一大约 1.0 厘米长的切口，然后顺着这个切口人工"开采"出来一条通路进入肾脏集合系统，也就是结石所在的"房间"，破"窗"而入，"探囊取物"。

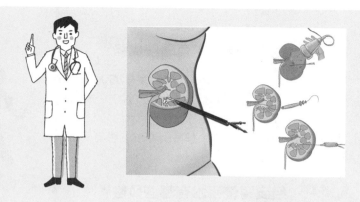

Q2. 什么时候需要做经皮肾镜手术?

　　简单来说,**输尿管上段结石以及肾结石均可以考虑**经皮肾镜手术,不过后者是要结石超过一定大小后才考虑,即 ≥ 2.0 厘米的肾结石就可以考虑这种治疗方法。由于肾结石的复杂性,经皮肾镜手术的目的有时不是为了完全清除结石,而是为了处理对患者肾功能影响最大的结石,在此基础上,尽量多地清除结石,达到更高的清石率。一些特殊类型的结石,大小没有超过 2.0 厘米也就可以用经皮肾镜治疗,比如肾盏憩室结石、马蹄肾肾结石,还有一些输尿管软镜没办法探及的肾下盏的结石,也可以直接通过经皮肾镜来处理。就因其打击精准、目标明确,取石效率高,经皮肾镜手术已成为目前泌尿外科医生处理上尿路结石常用的手段之一。

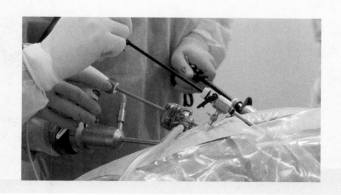

Q3. 经皮肾镜手术有哪些优势?

经皮肾镜手术因其打击精准、清石率高的优势,目前在泌尿外科肾结石(≥ 2.0 厘米)的治疗方式中仍居首选,且结石可以即刻取出,无须输尿管软镜手术后较长的排石时间,故大多数肾结石患者(除有特别要求的患者外),均可选择经皮肾镜手术取石。

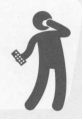

Q4. 经皮肾镜手术有哪些风险?

经皮肾镜手术对患者也有一定的创伤,因为其取石通道需要穿过肾实质,所以肾实质上的通道就有一定出血的风险,术后需要患者平卧休息以达到止血的目的。目前随着科技的进步,取石通道也在逐渐微创化,通道直径越来越小,另外,精准穿刺可避开主要的血管,患者出血的概率也越来越小。

Q5. 经皮肾镜手术的通道大小和数量
是怎么决定的?

那是不是所有的结石都可以用小通道来取出呢? 然而并不是,这需要医生根据患者的具体情况来决定,有时候一个较大的结石,患者执意要求医生用小通道取石,带来的后果可能是结石不但没有取干净,反而感染加重,得不偿失。另外,有的患者结石很多且分布广,往往需要在手术中建立两个以上通道才能达到手术目的。所以要根据医生的专业意见来定夺手术方式。

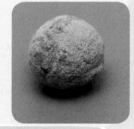

那是不是所有的大小 ≥ 2.0 厘米的上尿路结石都可以做经皮肾镜手术呢? 也不完全是,**经皮肾镜手术**其实就**是老百姓理解的保肾取石**,但是结石梗阻会导致肾功能损害,所以这种**手术是要在肾脏功能没有完全损坏的基础上进行**,但如果患者肾脏重度积水,导致肾脏无功能了,就不适合做这种手术了,那我们怎么判断患者患侧肾脏到底还有没有功能呢? 这就需要我们在术前行肾动态显像检

查，明确患者的患侧肾脏还有没有功能，如果有功能，医生就可以行经皮肾镜手术来保肾取石，如果没有功能，再做这类手术的话，对患者肾功能的恢复可能没有太大的帮助。所以经皮肾镜手术，对于上尿路结石的患者有利有弊，如何权衡其中的利弊，需要医生用专业的知识来判断，并且告知患者其中的利弊关系，由患者同医生共同来完成对疾病的治疗选择，达到双赢的治疗效果。

十二、膀胱结石

撰稿人 / 何鹏

Q1. 膀胱结石是怎样形成的？

膀胱结石也是泌尿系统结石的一种类型，大部分原发于膀胱，多见于老年男性，且多数有排尿困难以及排尿中断的病史，所以从检查来看，此类患者的膀胱结石多数呈类圆形，且表面光滑。这就和原发于肾脏的结石有了明显的区别。那是不是所有的膀胱结石都是原发于膀胱呢？当然世事无绝对，有些患者的结石确实从肾脏始发，经过输尿管排至膀胱，但又没办法排

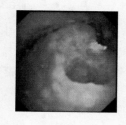

出体外，导致在膀胱内滞留，但这类患者占比很小。因为能够从输尿管排出的结石大部分都能从尿道排出。有人会问，女性患者会不会长膀胱结石呢，答案是肯定的。有些神经源性膀胱的患者（此类患者不分男女），由于膀胱功能失代偿，逼尿肌收缩乏力，导致充溢性尿失禁，此类患者可能觉得每次都能自己解小便，而且通畅，

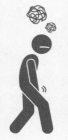

但殊不知其每次小便结束后膀胱内仍有较多小便残留，只是其没有尿意，此类患者也是容易形成膀胱结石的。还有一类患者就是长期安置导尿管以及膀胱造瘘管的患者，此类患者由于膀胱内有异物存在，再加之患者饮水量少，并且合并尿路感染，就有可能形成膀胱结石。

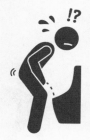

Q2. 膀胱结石的特点是什么？

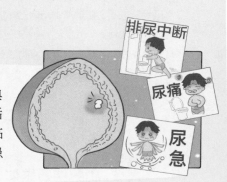

　　膀胱结石的患者大多数因为尿痛、尿急、血尿来就诊，但是膀胱结石最典型的症状应该是排尿中断、变换体位后可以再继续排尿，但此典型的症状在临床工作中少见，往往需要靠医生问诊患者病史时才能采集到。

Q3. 膀胱结石与前列腺增生有什么关系？

　　前列腺增生，由于长期排尿困难，导致膀胱内尿液中尿盐沉积，形成结石，由于尿道内口通道较小，无法排出，最终结石在膀胱内发展，越来越大，引起患者的临床症状。

Q4. 膀胱结石手术治疗怎么做？

　　膀胱结石的患者必须通过手术的方式治疗，但也需根据结石大小以及患者身体基础状况决定，一般来说可以通过微创的方式碎石取石，但某些特定患者，比如高龄、结石体积巨大、不能耐受较长时间手术的患者，则可能选择膀胱切开取石术。相对来说，处理膀胱结石不是根本，如果能去除引起膀胱结石的病因，才能治本。

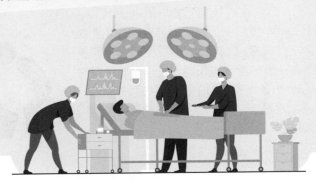

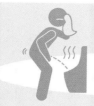

十三、尿道结石

撰稿人 / *何鹏*

Q1. 尿道结石是怎样形成的?

尿道结石,顾名思义就是停留在尿道里的结石,和老百姓所说的尿路结石不同,**专业**上的**定义即尿道内口与尿道外口之间**的**尿道内**的**结石**。此类结石均不是原发于尿道的结石,都是上尿路或者膀胱结石,经患者排尿动作后被排到尿道中滞留,且无法再排出体外。

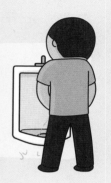

Q2. 尿道结石有什么特点呢?

尿道结石**一般好发于男性**,因为其独特的解剖结构,导致泌尿系统结石在排出体外的过程中容易嵌顿于尿道,女性患者极其少见。尿道结石的患者大部分会出现尿线变细、排尿困难、疼痛等症状。

Q3. 尿道结石的诊断方法有哪些?

尿道结石的诊断仍需依靠相关辅助检查。如果结石靠近尿道外口,可以通过查体发现;如果为后尿道结石,则需要腹部平片,但需注意的是,常规腹部平片是一个前后堆叠的二维平面,不能清楚判断结石的位置,所以判断尿道结石,一般采用斜位的骨盆摄片,这样才能清晰判断出患者结石的位置、大小;对于一些 X 线片上不显影的阴性结石,可能需要采用 CT 检查或者尿道镜、尿道造影等侵袭性检查来明确。

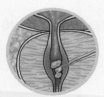

尿道结石

Q4. 尿道结石的治疗方法有哪些?

根据结石在尿道嵌顿的位置,治疗方法也不同。如果位于阴茎冠状沟处,可通过相关器械将结石夹碎取出;如果位于尿道中段或者后尿道,可能需要手术的方式取出或者用导尿管乃至探条将结石推回膀胱,处理方法同膀胱结石,利用膀胱镜或者肾镜行气压弹道碎石,将碎石渣经通道鞘冲出。

十四、小儿泌尿系统结石

撰稿人 / 何鹏

Q1. 小儿泌尿系统结石的发病特点有哪些?

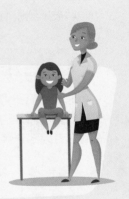

小儿也是泌尿系统结石的发病群体,由于小儿的年龄特殊,所以小儿泌尿系统结石对于泌尿外科医生来说也是一个难题。由于儿童输尿管较成人短、顺应性好,自发性排石和 ESWL 后的排石能力较成人强,且不易引起梗阻及"石街",身体容积小,冲击波易于传递且能量衰减少;结石形成时间较短、结构疏松及脆性较高,故更易于粉碎。

Q2. 小儿泌尿系统结石的检查有什么特殊性?

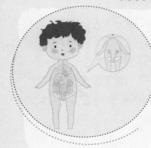

小儿泌尿系统结石的典型症状是腰痛和血尿,部分患儿无法表达腰痛,可表现为血尿、呕吐、哭闹、烦躁不安;部分患儿可伴有反复尿路感染。大部分肾结石患儿无临床症状,常在体检中经超声发现。小儿泌尿系统结石的检查方法基本同成人(彩超、CT、腹部平片等),但也有其特殊性。

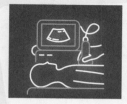

在小儿肾结石中，尿路梗阻性畸形的检查不容忽视。常见的畸形有肾盂输尿管连接部狭窄、膀胱输尿管反流、神经源性膀胱、后尿道瓣膜、马蹄肾、海绵肾、肾盏憩室等。在进行影像学检查时需考虑合并畸形的可能，B 超、非增强 CT、MRU 有助于鉴别诊断。对患者进行任何影像学检查时，因患儿配合性差，必要时需适当应用镇静剂。另外，应尽量选择辐射量少的检查方法。

Q3. 小儿泌尿系统结石治疗的特殊性有哪些?

所有小于 0.6 厘米的输尿管结石在控制疼痛、没有感染及肾功能损害的前提下，可以自行排石，每 1 ~ 2 周复查彩超了解排石进度。小于 2.0 厘米的肾结石在能够控制疼痛的前提下，均可考虑行 ESWL，虽然这种方法是可行的，但是由于条件有限，能够耐受疼痛的患儿为数不多，所以 ESWL 在小儿泌尿系统结石的治疗中发展较慢。随着微创技术的蓬勃发展，输尿管软硬镜、经皮肾镜均可运用于小儿泌尿系统结石的治疗中。加之目前肾镜的微创化发展，可视及超微肾镜由于其直径小，可以直接穿刺碎石，较多地应用于小儿肾结石的治疗上，减轻患儿的疼痛感，术后不用安置肾造瘘管，也加速了患儿的恢复。

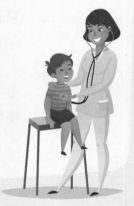

Q4. 小儿泌尿系统结石的手术治疗有哪些?

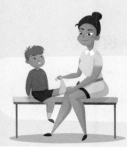

目前在临床工作中针对小儿泌尿系统结石运用最广的为输尿管软硬镜以及经皮肾镜手术。经皮肾镜手术治疗小儿肾结石的优势大大体现，之

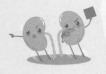

后由于软镜技术进一步成熟，再加之高效的碎石激光，以及小儿肾结石的特点，使得此类几乎无创的手术方式在临床中运用更加广泛，已成为治疗小儿泌尿系统结石的主流方法之一。

十五、孕妇的泌尿系统结石

撰稿人 / 何鹏

Q1. 孕妇患泌尿系统结石有什么特点？

当泌尿系统结石的患者中有一类人群对于我们医生来讲特别头疼，就是孕妇，此类患者往往怀孕前就有肾结石的病史，但是由于没有在怀孕前做检查，或者是检查后没引起重视，等到一定时间后，结石由肾脏掉入输尿管，引发肾绞痛、肾积水等，导致患者前来就诊。

Q2. 孕妇患有泌尿系统结石能做什么检查？

此类患者检查手段相当局限，为了减少辐射，只能行彩超检查，加之患者子宫膨隆，检查输尿管下段以及膀胱壁内段的结石的时候有可能受影响，难以发现结石，这就给医生的下一步诊治带来了极大的困难。

Q3. 孕妇出现肾绞痛能用什么药物缓解呢？

当孕妇出现肾绞痛时，可以使用相对安全的黄体酮解痉镇痛，对于存在感染的患者，可以选用对胎儿发育影响相对较小的青霉素和头孢类的抗生素。喹诺酮类及氨基糖苷类抗生素由于对胎儿发育影响较大，禁忌使用。

Q4. 孕妇什么时候进行泌尿系统结石的外科治疗?

一般来说,此类患者如果结石较小,小于等于 0.6 厘米的结石可以嘱患者多饮水,适当运动自行排石,如果结石大于 0.6 厘米,容易嵌顿于输尿管上段,这种情况下可能导致患者出现严重的感染,导致患者发热,更厉害的可能会引起肾积脓。这种情况除了选择对胎儿影响相对较小的抗生素控制感染外,还需要通畅引流。

Q5. 孕期泌尿系统结石手术治疗的方法有哪些?

具体方法可以首先考虑输尿管置管术,可以在局部麻醉(局麻)下向患侧输尿管内置入输尿管支架管,如果支架管可以跨过结石到达肾盂,或者将结石推回肾脏,即可达到引流的作用。如果此类方法失败,可能就需要在麻醉下行输尿管镜碎石处理,或者根据患者感染的轻重选择肾造瘘直接引流,待感染控制,或者患者顺利生产后再考虑进行结石的治疗。当然,这段时间患者相对来说可能会不同程度地出现一些不适的症状。

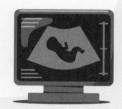

Q6. 孕期泌尿系统结石怎样预防?

为了避免此类情况,我们医生建议大家在怀孕前尽量将此类隐患排除,让孕期及生产期顺利度过。

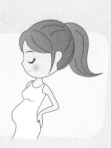

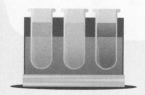

十六、结石手术相关的"管子"

撰稿人 / 王寓

针对泌尿系统结石手术，医生通常会用到一些管子，比如输尿管支架管、肾造瘘管及导尿管，不同的管子各司其职，发挥着不同的作用。下面分别来介绍我们常留置的管子的用途。

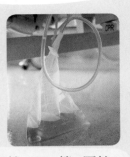

Q1. 输尿管支架管是什么？

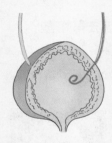

输尿管支架管，又称双猪尾巴管、双 J 管，因其两端卷曲，形似猪尾而得名。双 J 管为一条细长的管子，柔软弯曲，具有弹性，常用型号可为 4.7 ~ 6.0 F（直径为 1.5 ~ 2.0 毫米）。双 J 管的弯曲段分别盘曲在肾盂和膀胱内，起自身的固定作用，不易上下移动，易于放置和取出。用于双 J 管的高分子材料有聚乙烯、硅橡胶及聚氨酯。随着对双 J 管材料的深入研究，现有物理抗菌及新型可降解的双 J 管，提高了人体与双 J 管的生物相容性，减轻了尿路感染的风险。

安置双 J 管的**目的在于保护与恢复肾功能，防止肾盂积水；起到内支撑和内引流的双重作用**，使输尿管通畅性得到可靠保证。正是由于双 J 管的重要功能，在大部分结石手术包括经皮肾镜手术、输尿管镜手术等都会留置，根据手术中所见输尿管的状况以及结石处理情况，一般留在体内的时间为 2 周到 6 个月。

不算两端弯曲部分，双 J 管的长度一般在 25.0 厘米左右，同我们的输尿管长度一致，我们看不见它，但很多时候可以感受到它的存在。拔双 J 管的时候也需要借助膀胱镜或者输尿管镜，拉住它在膀胱里面的尾巴，一下就出来了。

Q2. 肾造瘘管是什么?

肾造瘘管是经皮肾镜取石术后常**留置在腰部的一根引流管**,起到引流尿液和压迫止血的作用。它的材质为橡胶或者硅胶,通常选用的型号为 10.0 ~ 14.0 F(直径为 3.0 ~ 5.0 毫米)。有的时候肾脏积脓或重度积水,也会先安置造瘘管引流、观察尿量,过一段时间再去处理结石。

常规行经皮肾镜手术的患者会在出院前拔除造瘘管,一般为术后 3 ~ 5 天,若因发热或肾积脓留置肾造瘘管的患者会带管 2 ~ 4 周,返院再次手术时拔除造瘘管,当然针对肾功能不全或肾衰竭等特殊患者,可能会终身带管。

安置肾造瘘管的副作用及注意事项:安置造瘘管期间,患者可能会有腰部胀痛不适、感染的风险,我们需要注意避免压迫管子或者管子打折造成引流不通畅,同时注意观察引流液的颜色,如出现异常及时去医院检查。

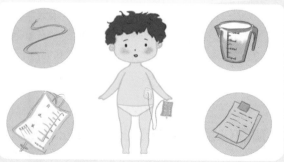

肾造瘘管

Q3. 导尿管是什么?

导尿管**是经尿道插入膀胱**的一根**柔性管子**。安置导尿管的目的在于帮助尿潴留患者排空膀胱以减轻痛苦,对危重患者及抢救患者正确记录尿量,评估肾功能,盆腔手术患者术前安置导尿管在术中可避免损伤膀胱等。导尿管的型号可为 6.0 ~ 22.0 F,最常选择 16.0 ~ 18.0 F。其材质可为橡胶、硅胶或者塑胶。为减轻导尿管相关性感染,现有抗菌涂层的导尿管。最常用的是双腔导尿管,一个腔道引流尿液,另外一个用来注水到末端球囊起固定作用。但有时浓稠的血尿会填塞膀胱导致患者排尿困难，这时我们会选择三腔导尿管予以膀胱持续冲洗，它比普通双腔导尿管多一个腔道进水。此外对于膀胱肿瘤及前列腺电切术后的患者，我们也会选择三腔导尿管预防冲洗。

针对常见的输尿管镜、腹腔镜手术，留置导尿管的时间相对较短，一般在术后1～3天拔除；经皮肾镜及前列腺电切手术，拔除导尿管的时间一般为术后3～7天。安置导尿管期间患者可能会出现下腹及尿道的疼痛不适感、导管相关性感染、膀胱痉挛导致尿道口溢尿等。我们需要注意多饮水以减轻留置导尿管的不适感，避免导尿管打折而引流不通畅。

Q4. 引流管是什么？

和许多开放手术或腹腔镜手术一样，如果是做肾脏或者输尿管切开取石手术，术后常常会留一根引流管，一般放置在手术的区域，从皮肤穿刺孔引出并用缝线固定在皮肤上。它的作用主要是引流创面的渗出液，同时可以观察里面有无渗血或者漏尿等。根据引流的情况，在术后3～7天拔除。

十七、留置输尿管支架管的不良反应与注意事项

撰稿人／王寓

输尿管支架管以其良好的内引流及内支撑作用，在各种上尿路结石手术中广泛应用。由于留置的时间相对较长，因此往往需要在体内伴随主人生活一段时间。但作为体内的一种异物，必然会引起相关的并发症，据国内外文献报道，安置输尿管支架管期间并发症的发生率为80%～90%。下面对安置输尿管支架管会出现的不良反应及处理，以及术后的注意事项做相应的介绍。

Q1. 留置输尿管支架管期间可能出现哪些不良反应？

1）血尿

是由输尿管支架管和人体输尿管黏膜、膀胱黏膜之间摩擦所致，轻度血尿患者应适当多饮水，以休息观察为主；重度血尿患者需到医院就诊，可予以止血药对症处理，复查 X 线或彩超了解输尿管支架管有无滑脱、移位，无效者必要时可考虑拔除输尿管支架管。

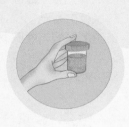

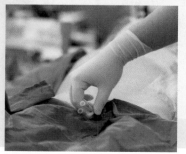

2）尿路刺激症状

主要是输尿管支架管与膀胱三角区黏膜刺激所致，部分患者可能会出现典型的尿路刺激症状。患者可多饮水，起到内冲洗膀胱的作用，若患者症状明显且伴有发热症状，需完善血、尿常规检查，必要时予以抗感染治疗。

3）输尿管支架管的移位及滑脱

输尿管支架管移位、滑脱是临床应用输尿管支架管比较严重的并发症。患者术后尽量不做剧烈的四肢及腰部伸展动作，不做突然的下蹲动作及重体力劳动，以防输尿管支架管向上移动或向下滑脱。一旦出现移位及滑脱，立即到专科处理，拔出输尿管支架管或者重置。

4）输尿管支架管表面结壳

输尿管支架管留置过长时间或较易形成结石的患者，其表面可能有尿盐沉积或小结石形成，导致拔除输尿管支架管困难，必要时可先行 ESWL 后拔除输尿管支架管，或者行输尿管镜碎石术后拔除输尿管支架管。

5）漏尿

输尿管支架管移位或脱出尿道口或男性尿道括约肌外后，可能导致漏尿、尿失禁等情况，需拔除或者重置输尿管支架管。

6）疼痛

安置输尿管支架管的同侧腰背部会出现胀痛不适，部分患者可能会因输尿管支架管随着输尿管的蠕动出现痉挛性疼痛不适。输尿管支架管的尾端与膀胱黏膜的摩擦会导致患者在排尿后疼痛感加重。若患者疼痛难忍，可给予镇痛、解痉处理。

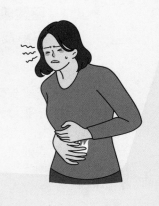

Q2. 留置输尿管支架管期间有什么注意事项？

避免剧烈运动，尽量不做四肢及腰部伸展动作、不做突然下蹲的动作，如打球、跳绳、弯腰等；避免重体力劳动。

多饮水、勤排尿，勿使膀胱过度充盈而引起尿液反流。

患者置管期间可能会出现血尿、腰痛、尿频、尿急、尿痛等不适，可减少运动量，多饮水，观察症状有无改善；若症状持续不缓解，必要时做尿液化验检查及复查KUB，并及时就医，由医生给予相应的治疗。

按时拔管：输尿管支架管放置时间一般为 2～4 周，特殊的手术患者如输尿管狭窄、肿瘤压迫所致的梗阻等可适当延长安置时间至 3～6 个月，但均需遵医嘱按时拔管或更换输尿管支架管。

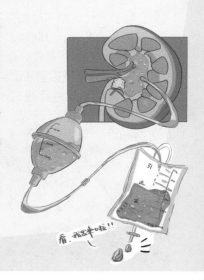

第四节　泌尿系统结石的预防

一、容易得泌尿系统结石的人怎么调整饮食？

撰稿人 / 王寓

　　随着工业化进程带来的环境及饮食结构的改变，结石的发病率显著提高，虽然结石的治疗手段多样，效果确切，但结石的复发率仍可高达36%，因此预防结石复发显得格外重要，如何降低结石复发率，合理健康饮食必不可少。

1）多喝水

　　每天适当多喝水（白开水、矿泉水、纯净水），保证每天饮水量在2 500毫升以上，以增加尿量，稀释尿液，维持pH值。（具体怎么喝，详见"泌尿系统结石患者的饮水指导"）

2）少吃肉

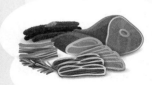

　　研究发现富含草酸、高钙、高钠、高胆固醇食物及摄入过量动物蛋白是泌尿系统结石形成的危险因素，这些饮食会导致尿液中尿酸及尿钙增加，易促使结石成核与生长，日常生活中我们应限制含上述成分的饮食（如肥肉、动物内脏、油炸食物等）摄入，可有效预防结石形成。

3）要清淡

　　减少盐分的摄取，少吃各种高盐分的食物，将每日的盐分摄取量减为2.0～3.0克。

4）多吃蔬菜和水果

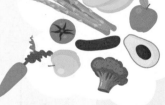

　　多吃新鲜的水果和蔬菜，增加粗粮和纤维素的摄入。多吃富含维生素A的食物，如胡萝卜、梨等。

5）按照结石成分预防

　　前面我们已经提到，结石成分大致分为5种：草酸钙、磷酸钙、磷酸铵镁、尿酸及胱氨酸，多数结石为混合型成分，其中大部分结石成分是含钙结石，其次为草酸、尿酸成分。每个人体质不一样，所以代谢有差异，所产生的结石也不尽相同，针对不同成分的结石，饮食干预亦不同。

草酸钙结石患者应限制含草酸量多的食物的摄入，如甜菜、芹菜、葡萄、青椒、香菜、菠菜、各种坚果（板栗、核桃、杏仁等），也避免咖啡、浓茶、巧克力等。尿酸结石是一种非钙结石，饮食上建议多食用碱性食物，如香蕉、石榴、冬瓜等，不宜服用富含嘌呤的食物，如动物内脏、海鲜、豆制品、酒等。磷酸铵镁结石主要是一类感染性结石，控制感染尤为重要，饮食上多吃新鲜的蔬菜、水果，酸化尿液。胱氨酸结石

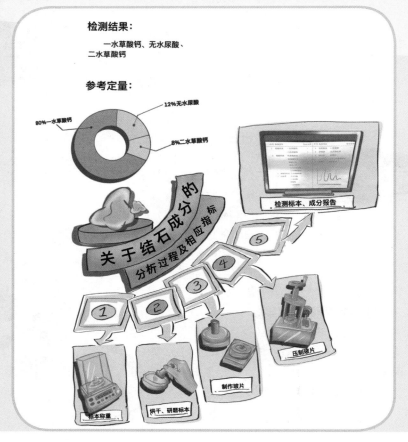

检测结果：
　　一水草酸钙、无水尿酸、
　　二水草酸钙

参考定量：

12%无水尿酸
80%一水草酸钙
8%二水草酸钙

检测标本、成分报告

关于结石成分的
分析过程及相应指标

①　②　③　④　⑤

标本称重　烘干、研磨标本　制作玻片　压制玻片

为一类家族遗传性结石，饮食上建议多食用些柑橘类或者偏碱性果汁。

6）牛奶及补钙

饮用牛奶一般不会影响患者机体钙的代谢，因此牛奶可以正常饮用。对于含钙结石患者，除了一类特殊的吸收性高钙尿症患者应限制饮食中的钙，其余患者钙的摄入量不应该限制，因此在医生的指导下我们可以正常补钙。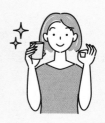

7）其他

限制维生素C的用量，勿服用过多维生素D，特别是草酸钙结石患者。

二、泌尿系统结石患者的饮水指导

撰稿人 / 王寓

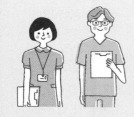罹患泌尿系统结石的患者，医生常会建议多饮水，利于结石排出，但患者对于"多饮水"可能只是简单地理解为增加饮水量即可，并没有真正地意识到饮水的"质"和"量"，达到我们的预期效果。如何多饮水，每天喝水量达多少，喝什么样的水，是我们患者常感到疑惑的地方，下面我们将给大家一个正确的饮水指导。

Q1. 为什么要多饮水？

泌尿系统结石形成的前提条件是尿中过饱和的结晶成分产生过多，增加饮水的摄入，增加尿量，使每日尿量为2 000~3 000毫升，尿比重低于1.01，从而实现尿液稀释，减少尿盐沉淀，防止结石晶体形成，同时尿量的增加可以促进晶体排出，达到防止结石形成的目的。**大量的研究表明，结石易发于饮水量少的人**，因此多饮水可有效减少结石的形成。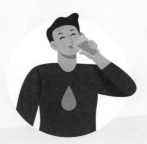

Q2. 每天喝多少水?

　　建议每日饮水量需为2 500~3 000毫升, 当然是针对我们心肺肾功能正常的成年人; 老年人饮水量应酌情减少, 需为2 000~2 500毫升; 小儿应酌减, 可在夏季及运动后适当多饮水。建议多饮水, 使尿量达2 000毫升, 保持尿液清亮。

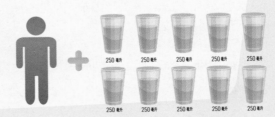

Q3. 喝什么水?

　　对于饮水的"质"并非大家理解的我们应该喝高品质的水, 这里的"质"主要是指水的种类。大家常常会误以为医生嘱咐我多饮水, 那我们多喝咖啡、茶水、可乐等各种饮料也可以达到预防结石的目的, 非也! 上述饮品会增加我们尿液排出过多的过饱和晶体, 容易导致结石形成, 尤其是尿酸结石, 因此建议大家多喝水是**多喝白开水或矿泉水**。

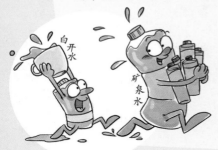

Q4. 可否喝茶和咖啡?

　　对于两种常见饮料——茶水和咖啡, 对于易发草酸钙结石的患者, 建议限制饮用, 特别是不要喝浓茶。

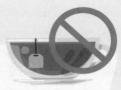

浓茶

Q5.全天怎么喝水有利健康?

泌尿系统结石患者往往将饮水局限于白天,忽视了夜间是尿液最浓缩的时间,因此,我们的饮水量应分布在全天,全天应分多次摄入,并且养成睡前及夜间起床后喝水的习惯,每次饮水量300~500毫升,保持夜间尿液可以达到一定的稀释水平。

6:30—7:30
起床后应喝一大杯温水,帮助新陈代谢。

8:30—9:30
工作期间,为自己准备一杯水,开始认真工作。

11:00—11:30
起身活动,喝适量的水,帮助补充丢失的水分。

13:00—13:30
餐后半小时,喝一些水,帮助消化。

15:00—15:30
喝一大杯水,提高工作效率。

17:00—17:30
下班前喝几杯水,晚餐少吃点。

19:30—20:00
晚餐后适当喝点水,提高餐后代谢水平。

22:00—22:30
睡前喝水300~500毫升,帮助夜间血液循环。

3:00—3:30
排夜尿后适量饮水。

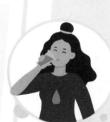

三、泌尿系统结石危险因素的管理

撰稿人 / 王寓

泌尿系统结石的危险因素主要分为三大类：代谢异常、局部因素及药物性因素。国内外文献研究表明代谢性相关疾病如肥胖、高尿酸血症及糖尿病、高血压能导致结石形成，而这些代谢性疾病都为代谢综合征的组成部分，因此代谢综合征与泌尿系统结石的发生存在一定关联。肥胖和高尿酸血症常作为一对难兄难弟，会相互作用增加结石复发的机会，因此积极控制体重，降低血尿酸，可有效降低结石的发病率。

Q1. 怎么对肥胖进行管理？

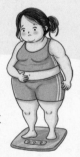

在生理上，肥胖患者的尿液pH值低于体重正常者，低pH值尿液会增加尿酸的生成，从而促使尿钙和尿酸的排泄，并且研究发现尿液pH值随着身体质量指数（BMI）的升高而降低，即使不是肥胖患者，BMI越大的人罹患结石的风险越高，因此超重和肥胖是结石形成的潜在危险因素。对于肥胖和超重患者，减肥、控制BMI值可以预防结石的发生。

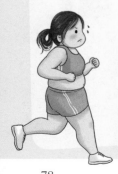

在生活中我们要"控制嘴，迈开腿"。①控制饮食：食用清淡饮食，少食高能量、高脂肪、高蛋白食物，如肥肉、油炸食物、动物内脏、巧克力、奶油、坚果、汉堡等。②多运动：可根据患者的身体素质选择合适的运动方式，如跑步、游泳、跳绳、快走等。

Q2. 怎么对糖尿病进行控制?

糖尿病患者会增加尿钙及尿酸的排泄,从而诱发泌尿系统结石,因此需要积极调整血糖,把血糖控制在一定范围内,可以减少这类患者结石的发生。建议在内分泌科医生的指导下行饮食控制(提倡多食粗粮及含膳食纤维量高的食物、禁止或少食油炸食物及含脂肪量高的零食如花生、瓜子、核桃等)及药物治疗(口服降糖药或者注射胰岛素治疗),并且规律地监测血糖的情况。

Q3. 如何预防尿酸结石?

尿酸结石是泌尿系统结石常见类型,尿酸在血液中过高,是嘌呤代谢异常所致,尿酸盐可以吸附黏多糖,减少尿中黏多糖的活性,促使草酸钙沉淀形成结石。预防尿酸结石,要以低嘌呤食物和细粮为主,**多吃碱性食物,**如水果(香蕉、石榴)和蔬菜等,避免饮酒,限制肉类、动物内脏(肝、肾)、海鲜、豆类、花生、咖啡、蘑菇、豌豆、龙须菜等含嘌呤高的食物,推荐**每天食物中嘌呤的摄入量不超过500毫克。**

尿酸结石的药物预防主要在于碱化尿液及减少尿酸形成。尿酸结石患者的尿pH值应控制在6.5~6.8,可予以枸橼酸氢钾钠或枸橼酸氢钾治疗,高尿酸血症患者同时可口服药物别嘌呤醇或非布司他等来控制尿酸的生成。

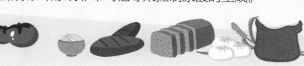

第二章　认识泌尿系统肿瘤

一、泌尿系统肿瘤概述

撰稿人 / 安宇

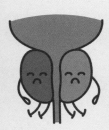

　　泌尿系统和男性生殖系统所属器官均可能发生肿瘤，其中发病概率较高的恶性肿瘤分别为：膀胱肿瘤（8.2/100万）、前列腺肿瘤（7.8/100万）和肾肿瘤（7.6/100万）。此外，肾上腺肿瘤也比较常见，通常为良性。肿瘤防治的关键在于"早发现、早诊断和早治疗"，因而我们需要了解肿瘤相关的科普知识，增强健康意识、定期健康体检。总体来看，对于早期的泌尿系统和男性生殖系统肿瘤采取手术治疗，效果还是比较理想。

Q1. 泌尿系统肿瘤手术可以做微创手术吗？

1）泌尿系统肿瘤根治手术均可以采用腹腔镜（机器人）微创手术

　　泌尿系统的肾脏、输尿管、膀胱，以及前列腺等器官位于腹膜后或盆腔，位置深而空间小，正好契合）腹腔镜（机器人）对手术部位进行精细处理和重建的高要求。手术在全身麻醉（全麻）下进行，术者仅需在患者的

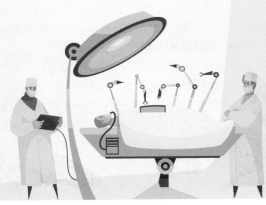

腰/腹部做3~5个1.0厘米的小孔，置入腹腔镜（机器人）手术器械，通过精细手术操作可以完成各类型复杂的肿瘤根治手术。

2）微创手术也是"大手术"

相较于传统的开放手术技术，微创手术独具的优势也是不言而喻的，如患者体表伤口更小、手术解剖更细致、术后恢复更快速。然而，微创手术并不代表肿瘤根治手术变成了"简单手术"或"小手术"。因为无论是开放还是微创手术，手术原则是一致的，手术过程的复杂性和困难性相似，肿瘤根治的范围和术区创面相同，手术仍然存在创伤、风险或并发症等，甚至可以说微创手术对于医生的手术技术要求还要更高，因此更高要求的微创手术促进了患者术后迅速康复。

Q2. 泌尿系统肿瘤手术住院需要多少天？手术时间多长？

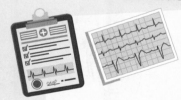

1）术前准备

需要2~3天进行疾病相关检查，心肺功能评估检查和术前准备。

2）手术时间

手术全过程包括：术前麻醉准备（约1小时），手术操作和术后麻醉复苏（约1小时）。依据手术范围、大小及复杂程度，手术操作时间：肾上腺肿瘤、肾肿瘤根治术1~2小时，前列腺肿瘤根治术为2~3小时，肾盂和输尿管肿瘤根治术约3小时，膀胱根治性全切术为4~5小时。

3）术后康复

一般情况下，上尿路手术（肾上腺、肾、输尿管）术后4~5天可康复出院，下尿路手术（前列腺、膀胱）术后6~7天可康复出院。

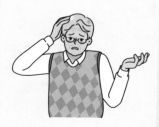

二、认识膀胱癌

撰稿人 / **安宇**

Q1. 怎样早期发现膀胱癌？
怎样确诊膀胱癌？

1）无痛性肉眼血尿通常是膀胱癌的先兆

膀胱癌是泌尿系统常见的恶性肿瘤之一。若出现无痛性血尿，则需要高度警惕膀胱癌。血尿一般伴随小便的全程，可能没有任何其他不适。血尿也可能间歇发作，给人造成"自愈"的假象。此外，其他引起血尿的疾病，如尿路感染、结石、前列腺增生等可能与之相混淆，因而容易被人忽视，导致病情延误。

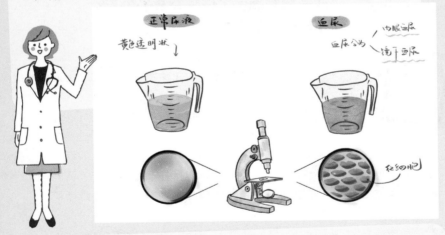

2）膀胱镜检和病理活检确诊膀胱癌

泌尿系统彩超简单易行，可以早期发现小于0.5厘米的肿瘤。增强CT可以进一步更精准检查肿瘤病灶并明确有没有转移。膀胱镜检和病理活检则是确诊膀胱癌的最好方法和金标准。

Q2. 膀胱镜检查痛苦吗？
取活检会导致肿瘤扩散吗？

1）膀胱镜检查是在门诊局麻下进行的常规操作

该操作是利用可视的细小镜体经尿道口沿尿道置入膀胱腔内，可以观察肿瘤的大小、多少、部位，同时取活检明确诊断。有经验的医生会在局麻充分显效后，充分涂抹润滑剂，轻柔、熟练地操作，又快又好地完成检查。

膀胱镜镜体是金属材质，质硬且笔直，直径7.0毫米，周径21.0毫米。男性尿道比较长（约15.0厘米），后尿道通常较细，镜体扩张进入尿道的过程中不可避免会对尿道形成机械性挤压，导致患者胀痛或血尿等情况。如果存在尿道狭窄，或前列腺增生，或术后反复插管存在尿道损伤及炎症等情况，不适感更为明显。女性尿道比较短（约4.0厘米），通常没有明显不适。

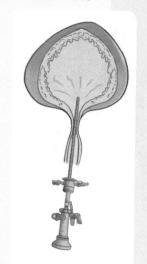

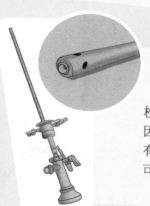

2）取活检不会导致肿瘤扩散和转移

该操作是利用细小的活检钳钳取数枚肿瘤组织（如芝麻大小）送病理检查。因肿瘤组织血供通常比较丰富，活检后会有创面渗血或出血的情况，绝大多数患者可以通过多饮水增加尿量缓解出血。

Q3. 膀胱癌怎样选择手术方式?

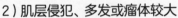

一般根据肿瘤侵犯的深度、部位、大小及是否转移决定适合的手术方式。

1）浅表生长、单发或瘤体较小

即非肌层浸润性膀胱癌（Tis, T_a, T_1），选择做经尿道膀胱肿瘤电切术+术后膀胱灌注（化疗药或卡介苗）。

2）肌层侵犯、多发或瘤体较大

即肌层浸润性膀胱癌（$T_2 \sim T_4$），选择做腹腔镜（机器人）膀胱根治性全切术+盆腔淋巴结清扫。

3）晚期转移性膀胱癌（$N_1 \sim N_3$, M_1）

则考虑非手术治疗，如放疗、化疗或免疫治疗等全身综合治疗。

Q4. 经尿道膀胱肿瘤电切术是怎么一回事? 手术效果如何?

1）电切术属于微创手术

手术在全麻下进行，术者将可视电切镜经尿道置入膀胱，先仔细检查膀胱，确定肿瘤部位和大小。继而电切切除肿瘤主体，深达肌层，创面电凝止血。术后肿瘤标本和创面基底组织同时送病理检查。

手术时间较短，为0.5~1.0小时，手术创伤小，基本无痛苦。术后6~8小时恢复进食。膀胱持续冲洗1~2天，无明显出血后逐渐下床活动，术后2~3天康复出院。

2）电切手术效果理想

肉眼所见的浅表生长、单发或瘤体较小的膀胱肿瘤，均可以通过电切切干净。然而，膀胱肿瘤的最大特点就是容易复发。肿瘤就像水草一样，初发部位铲除干净了，也可能在其他地方生长出来。10%～67%的患者在术后12个月内可能复发，24%～84%

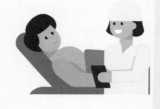

的患者在术后5年内可能复发。复发的原因可能与新发肿瘤、肿瘤细胞种植或初发肿瘤切除不完全有关。

电切手术后，需要辅助膀胱灌注治疗或二次电切，尽可能地降低复发概率，巩固手术效果。通过标准和规范的治疗，绝大多数膀胱肿瘤治疗效果还是理想的。

3）以下情况适合做电切

（1）浅表性非肌层浸润性膀胱癌。

（2）高危、多发浅表性膀胱癌做二次电切。

（3）身体情况差无法承受全切手术，仅行姑息性电切（可以减瘤但无法根治）。

（4）复发性膀胱癌，需再次电切。

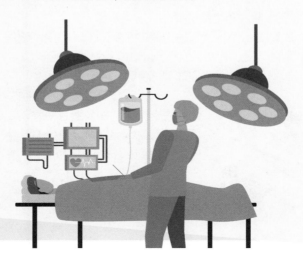

Q5. 膀胱灌注是怎么一回事?

1) 膀胱灌注是电切术后减少复发的有效措施

电切术后均需要辅助膀胱灌注治疗。膀胱灌注通常在门诊完成,操作方法就是在局麻下安置细导尿管进入膀胱,注射药物,保留药物40~60分钟随尿排出。

2) 灌注药物的种类和方案

(1)化疗药物:如表柔比星、吡柔比星等。灌注方案:早期灌注,每周1次,共12次;持续灌注,每月1次,共12次。

(2)免疫制剂:如卡介苗等。灌注方案:早期灌注,每周1次,共6次,之后每两周1次,共3次;持续灌注,每月1次,共10次。

3) 灌注药物的选择

(1)低危、低复发风险的肿瘤适合灌注化疗药物:如肿瘤单发、T_a期、低级别(G_1)、肿瘤直径<3.0厘米(需同时满足)。

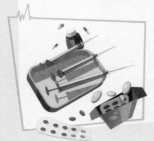

(2)高危、高复发风险的肿瘤适合灌注卡介苗:如多发且复发的T_a期低级别、高级别(G_3)、T_1期(满足任何一项)或合并原位癌(Tis)。

4）灌注的不良反应

膀胱灌注药物通常只作用于膀胱内壁和黏膜表面，极少全身吸收，因此几乎不会出现全身性化疗副作用（如恶心、脱发和骨髓抑制等）。

不同患者反应不一样，绝大多数患者没有特殊不适。常见的不良反应包括：①安插导尿管引起的尿道疼痛或血尿；②膀胱刺激症状，如尿频、尿急、尿痛等；③尿路感染，如膀胱炎、附睾炎等；④全身感冒样不适等。

如出现轻微不良反应，通过增加饮水增加尿量，大多数不适可以自行缓解。如不良反应比较明显，可以口服镇痛药、抗生素对症治疗，或暂停灌注治疗，休息1~2周，待不良反应消除后再继续灌注治疗。

Q6. 膀胱全切是怎么一回事？手术效果好不好？

1）膀胱全切是"根治"膀胱癌的标准术式

膀胱全切是泌尿外科最复杂的手术，需要由经验丰富的高年资医生主刀。手术切除范围包括：①根治性完整切除膀胱（肿瘤）及周围脂肪；②双侧输尿管下端；③盆腔淋巴结清扫；④男性还包括前列腺和精囊腺，女性还包括子宫、附件和阴道前壁；⑤肠道截取和吻合；⑥尿流通道重建。

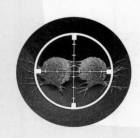

膀胱全切通常采用腹腔镜（机器人）微创手术，手术在全麻下进行。手术时间为4~5小时，术

后需禁饮禁食、静脉营养支持3天，待肠道功能恢复、蠕动正常、肛门排气后，逐渐由清饮料、流质饮食、半流质饮食过渡到正常饮食。术后2~3天逐渐下床活动，若恢复良好，无特殊并发症，一般术后7天康复出院。

2）膀胱全切手术效果良好，五年生存率很高

我们都希望癌症能被彻底切除，而且不再复发，即所谓的"治愈"，但是，以目前的医学技术水平还不能完完全全"治愈"癌症。医生可以通过手术切除能看见的肿瘤，可以使用放、化疗杀灭肿瘤细胞。然而，仍然可能会有肉眼看不见的微小病灶，已转移的肿瘤细胞，它们就像"种子"一样潜伏在我们体内，不能被切除干净，也不容易被药物杀灭。只要是癌症，都会有复发和转移的风险。因而，医生会客观地用五年生存率来表示癌症达到"治愈"的效果。

膀胱全切手术效果良好，早期手术彻底切除肿瘤的患者，超过70%可以生存五年以上，超过50%可以生存十年以上，这已经是比较理想的效果了。然而，伴有淋巴结或远处转移的患者，五年生存率为25%~35%。

3）以下情况适合做膀胱全切手术

①肌层浸润性膀胱癌且无淋巴结及远处转移，如$T_2 \sim T_{4a}N_0M_0$；②高危、非肌层浸润性膀胱癌，如T_1G_3（高级别）；③卡介苗治疗无效的原位癌；④多发、复发性非肌层浸润性膀胱癌等。

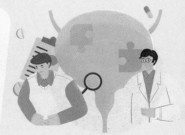

Q7. 膀胱全切后小便怎么排出来?

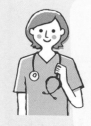

　　膀胱整个切除后,需要用自身的小肠做一个储存尿液的"容器",并通过尿流改道引导尿液排至体外。患者术后均可以回归正常生活状态,轻度体育锻炼、骑行、开车、淋浴等均不受限制。膀胱全切比较常用的术式包括:

1)回肠流出道腹壁造口

　　(1)手术方法:截取末端回肠(15.0~20.0厘米),近端封闭,与双侧输尿管吻合,远端引出体表造口,将尿液引流到体外。患者需要在右下腹壁佩戴造口袋收集尿液。

　　(2)优点:容易护理、远期并发症较少。不足:终身佩戴造口袋,不能自己控制排尿。

2)原位新膀胱

　　(1)手术方法:截取末端回肠(35.0~40.0厘米)构建一个低张力的囊状"新膀胱",双侧输尿管与"新膀胱"吻合,"新膀胱"出口与尿道连接。患者可利用腹部压力自己排尿。

　　(2)优点:接近"生理状态",原位排尿。不足:"新膀胱"只能存储尿液,无法收缩排尿,也无法感知尿液多少;需要训练定时排尿或尿控;远期并发症较多。

三、认识肾肿瘤

撰稿人 / **安宇**

Q1. 肾肿瘤是良性还是恶性？

　　肾肿瘤是泌尿系统常见肿瘤，超过50%的肾肿瘤都是常规体检偶然发现的，多属于早期。也有部分患者因为腰痛、血尿或者腹部包块就诊，病情则已进展或转移，属于中晚期了。

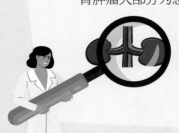

　　肾肿瘤大部分为恶性，约占85%，如肾透明细胞癌、肾嫌色细胞癌等；少部分为良性，约占15%，如肾血管平滑肌脂肪瘤（错构瘤）、肾腺瘤等。

　　术前检查如增强CT或超声造影等，可大致判断肿瘤的性质，但是最准确的还是手术切除病灶后送病理检查确诊。

Q2. 得了肾肿瘤，是该切肾还是保肾？

　　医生会根据肾肿瘤的大小、部位、与肾脏血管和集合系统关系及患者肾功能、基础疾病、全身情况等综合评估，反复斟酌、权衡利弊并为患者制订最适合的手术方案。原则上首先考虑的是保证生命安全，其次是完整切除肿瘤，并争取尽量保留肾脏及其功能。

　　（1）肾肿瘤的手术方式有两种：①根治性肾切除术（肾根治术），手术范围包括患肾及肿瘤、肾周围的脂肪、输尿管或肾上腺，并清扫区域淋巴结；②保留肾单位的肾部分切除术，切除

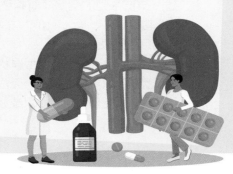

肿瘤及距瘤体0.5厘米正常肾脏组织，保留肾脏。

（2）以下情况适合做肾根治术：①瘤体较大（如大于4.0厘米）；②肿瘤位于肾脏中心，压迫肾门、侵犯大血管或集合系统等。

（3）以下情况适合做肾部分切除术：①瘤体较小（如小于4.0厘米）；②肿瘤靠近肾脏外周、边缘；③大多数良性肿瘤，如肾血管平滑肌脂肪瘤；④独肾、肾功能不全、双肾肿瘤应尽量保肾。

Q3. 肾恶性肿瘤手术效果好不好？会不会复发？

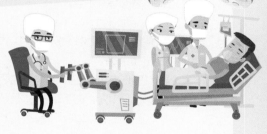

手术是治疗肾恶性肿瘤最积极和最有效方法。

肾恶性肿瘤对常规的放、化疗均不敏感，即放疗、化疗对肾恶性肿瘤没有很好的作用。因而，肾恶性肿瘤一经发现，无论是早期还是晚期，均建议积极手术治疗。

早期肾恶性肿瘤，行肾根治术或肾部分切除术的手术效果都较好，五年生存率为98%，十年生存率为92%。术后肿瘤的复发率和转移率均极低。此外，肾部分切除术尽管保存了"患肾"，但仍可能存在肉眼无法识别的微小肿瘤病灶或肿瘤细胞，术后肿瘤复发概率约5%。因此术后需要定期复查，如早期发现肿瘤复发，则需再次手术做根治性切除。

晚期肾恶性肿瘤由于病情进展或转移，若经全身评估还有机会手术，则仍需积极手术切除原发病灶。术后有20%～50%概率会复发，多在术后1～3年出现，五年生存率约23%。若术后辅助分子靶向及免疫治疗，严密监测随访，则还可能进一步延长生存时间。

Q4. 分子靶向和免疫治疗是怎么一回事?

近年来,分子靶向和免疫治疗的兴起和应用,使得晚期转移性肾恶性肿瘤患者在缩瘤控瘤、缓解病情、延长生存时间等方面均取得了显著效果。

1)主要药物

(1)阻断肿瘤血管内皮生长因子(VEGF),抑制肿瘤生长:代表药物包括贝伐珠单抗、索拉非尼、阿西替尼、舒尼替尼等。

(2)抑制细胞内激酶mTOR,干扰调节肿瘤细胞增殖、生长,促进肿瘤细胞凋亡:代表药物包括依维莫司、替西罗莫司等。

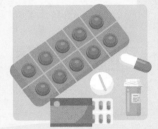

(3)转录因子HIF-2α抑制剂,治疗希佩尔·林道综合征相关疾病;代表药物包括Belzutifan等。

(4)淋巴细胞PD-1抑制剂:代表药物包括纳武利尤单抗+依匹单抗、派姆单抗+乐伐替尼、阿维鲁单抗+阿昔替尼等。

2)不良反应

不良反应因人而异,轻重不一,常见症状如腹泻、皮疹、脱发、手足皮肤反应、充血性心力衰竭、出血、高血压、乏力、中性粒细胞减少等。

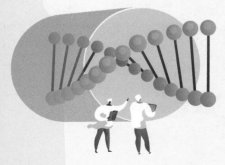

3)基因检测

对于晚期转移性肾恶性肿瘤或高复发转移风险的患者,如果经济条件允许,建议活检穿刺,或术中取肿瘤组织,或抽血做药敏试验和基因检测,以选用适合的分子靶向和免疫治疗方案,达到精准治疗的目的。

四、认识前列腺癌

撰稿人 / 安宇

Q1. 什么是前列腺?

前列腺是男性特有的器官,是男性泌尿生殖系统的一个重要腺体。外形似一颗倒置的小板栗,上端宽大,下端尖细,位于盆腔内,膀胱颈下方,环绕尿道。它虽然只是一个小小的器官,却有着大大的本领,不仅能分泌前列腺液、输送精子,同时还能控制排尿。当男性描述有尿频、尿急、尿不尽症状时,通常就是前列腺出现了问题。

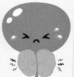

Q2. 什么是前列腺癌?

前列腺癌是发生在前列腺组织中的恶性肿瘤。近年来,我国前列腺癌发病率呈明显增长趋势,发病率随年龄的增长而增长。对于早期前列腺癌,前列腺癌根治术是目前最有效的治疗方式。

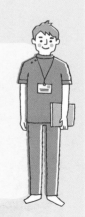

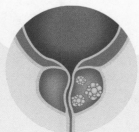

Q3. 怎样早期发现和确诊前列腺癌？

前列腺癌是男性生殖系统最常见的恶性肿瘤，75~79岁为发病高峰年龄。

早期前列腺癌可无任何预兆症状。因为肿瘤病变多起源于腺体的外围带，起病较为隐匿，生长较为缓慢。大多数患者都是健康体检显示前列腺特异性抗原（PSA）异常（>4.0纳克/毫升），并进一步检查发现的。部分患者则因为排尿困难、尿路刺激症状、血尿等就诊而进一步筛查发现的。极少数患者是因为出现骨痛、严重血尿、PSA>100.0纳克/毫升等情况而就诊，此时因为拖延病情大多已发展到晚期了。

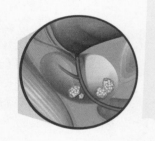

（1）早期发现前列腺癌，如以下检查结果异常就应该高度警惕前列腺癌发生的风险：①PSA>4.0纳克/毫升；②直肠指检（DRE）前列腺变硬、压痛；③经直肠前列腺彩超（TURS）发现异常回声。

因此建议，50岁以上，有下尿路症状的男性，每年应接受例行DRE和PSA检查。对于有前列腺癌家族史的男性人群，应该提前至45岁。

（2）确诊前列腺癌，需进一步完善以下检查：①增强磁共振，鉴别肿瘤和增生，明确肿瘤分布，是否侵犯周围组织器官，

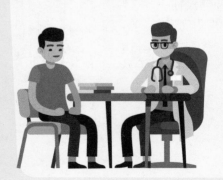

有无盆腔淋巴结转移、骨转移等情况；②放射性核素骨显像（骨ECT），早期发现骨转移灶；③前列腺穿刺活检，病理检查为确诊前列腺癌的金标准，任何影像学检查或血液学检测均无法替代穿刺活检。

Q4. 前列腺穿刺活检痛苦吗？穿刺会导致肿瘤扩散吗？

1）穿刺活检为门诊局麻下进行的常规操作

穿刺活检技术是安全和成熟的。该操作在局麻下进行，超声探头经肛门置入直肠时可能会有一过性不适感。穿刺部位位于会阴部。术者以一次性穿刺枪穿刺12针，每针穿刺的时间为0.01秒。获得前列腺组织送病理检查。全程半小时左右，大多数患者不会有明显的疼痛感。只要打消顾虑、消除恐惧，患者都是能很好地配合医生完成操作的。

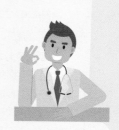

2）穿刺活检不会增加肿瘤种植或转移的风险

该操作使用的穿刺针是非常细小的，穿取的组织通过"封闭"的针体内部取出体外，与周围组织无接触，因而导致肿瘤种植或转移风险微乎其微。

因前列腺腺体或肿瘤组织血供通常比较丰富，穿刺后可能会有血尿或感染等并发症，但是发生率极低（小于1%）。患者穿刺后遵医嘱口服抗生素预防性抗感染，多喝水、少活动、静养休息，是能够迅速康复的。

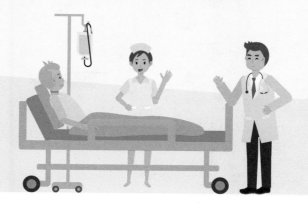

Q5.前列腺癌如何选择治疗方案?

前列腺癌主要的有效治疗方法包括：根治性手术、内分泌药物治疗和放疗。

（1）前列腺癌根治术，适用于：①早期局限性前列腺癌；②身体状况良好，无严重的心肺疾病者。

根治性手术切除肿瘤是"治愈"早期局限性前列腺癌最有效的方法。

（2）内分泌药物治疗，适用于：①晚期转移性前列腺癌；②高龄或伴有严重心肺功能障碍无法手术者；③手术前后辅助治疗。

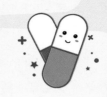

内分泌药物治疗的原理，就是通过阻断雄激素对癌细胞的"营养"作用，从而抑制肿瘤的发展。就像是不给汽车加油，汽车就只能慢慢开或开不动了。

（3）放疗，适用于：①早期肿瘤（可以选择根治性放疗）；②晚期肿瘤（放疗主要用于减轻骨痛等症状）。

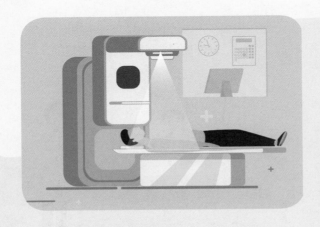

Q6. 前列腺癌手术效果好不好？手术有哪些风险？

1）根治性手术效果理想

根治性手术可以"治愈"前列腺癌，即术后五年生存率几乎100%，甚至达到自然寿命。相对于其他恶性肿瘤而言，前列腺癌的手术治疗效果是很好的。

2）手术的创伤、风险和并发症的风险是客观存在的

围手术期可能出现的并发症包括：术中严重出血、勃起功能障碍、尿失禁、直肠损伤等。

（1）尿失禁：前列腺上下端正好位于"控尿机制"的内、外括约肌之间，为了根治性切除肿瘤，前列腺及其邻近组织，包括括约肌，均在手术范围内，因而不可避免地会影响正常的控尿功能。

术者通过精细化膀胱和尿道手术解剖，优化尿道膀胱连续全层吻合，采用充分保留后尿道、膀胱前悬吊、膀胱后壁重建等手术技术，并辅助术后提肛训练等功能锻炼，可以实现术后控尿恢复率超过90%。也就是说，绝大多数患者均不会发生尿失禁。

（2）直肠损伤：前列腺的后方紧贴直肠前壁，其间隙仅1.0毫米，肿瘤向后方浸润生长极易侵犯肠壁，导致前列腺与直肠间解剖平面不清晰。为了根治性切除肿瘤，即使精细的操作也不能完全避免肠壁的损伤或缺血。一旦发生直肠损伤，就需要做肠道腹壁造口，转流大便，术后3月再修复肠道损伤，并恢复肛门排大便。

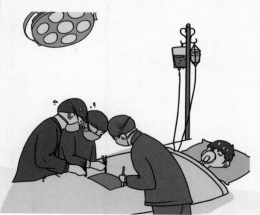

术者在术中均会谨小慎微，精细操作，尽最大努力避免或减少并发症的发生。然而，手术并发症客观上是无法完全避免的，患者和家属需要理性面对、积极配合医生，共同应对困难。

Q7. 内分泌药物治疗是怎么一回事? 效果好不好?

1)内分泌治疗的方案

（1）去势治疗：俗称"打针"，即皮下注射促黄体生成素释放激素类似物（LHRH-a），阻止雄激素的分泌。短效剂型可每1月注射1次，长效剂型可每3月注射1次，比较方便。

（2）抗雄治疗：俗称"吃药"，即阻断雄激素与前列腺癌细胞上雄激素受体的结合。每天口服药物，比较简单。

2)"打针+吃药"全雄激素阻断治疗的效果是比较理想的

大多数患者PSA均能控制在0.2纳克/毫升以下，显著抑制病情进展。

（1）优点：无论是早期还是晚期，无论是低龄还是高龄，手术前、后均可行内分泌治疗。"打针+吃药"比较方便，申请门诊特殊病种均可报销。创伤小、无痛苦、基本没有副作用。

（2）不足：因其治疗原理是"抑制"肿瘤发展，平均经过30个月会出现"药物抵抗"，即效果减弱，则需要更换药物治疗方案。少部分患者治疗初始即出现"不敏感"，即效果不好。

Q8. 什么是去势抵抗性前列腺癌?

去势抵抗性前列腺癌（CRPC）是指经过初次持续雄激素剥夺治疗（ADT）后疾病依然进展的前列腺癌，即癌细胞对药物产生抵抗，病情开始进展了。前列腺癌内分泌治疗后经过初始敏感，几乎都会进展为CRPC，最快的6个月，平均30个月。

前列腺癌细胞与雄激素的关系就像水草与水的关系一样，水草（癌细胞）依赖于水（雄激素）而生长。断水后（去势治疗）水草（癌细胞）就会大量枯死。但时间长了，耐旱的

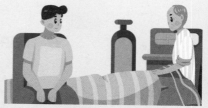

草（去势抵抗性癌细胞）就被筛选或生长起来了。

诊断CRPC应同时满足：①血清睾酮维持在去势水平（＜50.0纳克/分升或1.7纳摩尔/升）；②每周一次、连续3次PSA值上升超过最低值的50%；③PSA绝对值＞2.0纳克/毫升（据2024年指南）。

其中，未出现影像学进展的患者称为非转移性CRPC（nmCRPC），出现影像学进展的患者称为转移性CRPC（mCRPC）。

Q9. 去势抵抗性前列腺癌怎样治疗？

进入CRPC阶段就意味着前列腺癌已经进入终末期，此时有效的治疗措施并不多，平均生存时间12~36个月。

1）nmCRPC治疗方案

去势治疗仍然是nmCRPC的主要治疗方式。然而超过1/3的患者可能在2年内会转变为mCRPC。

最新的临床研究显示，nmCRPC患者可在去势治疗基础上联合"新型抗雄药物"如阿帕他胺、恩扎卢胺，可以延缓转移，改善生存，维持患者较好的生活质量。

2）mCRPC治疗方案

（1）去势治疗+阿比特龙+泼尼松：阿比特龙属于雄激素合成抑制剂，常见的不良反应是水钠潴留、低钾血症、高血压、心律失常。

（2）去势治疗+阿帕他胺或恩扎卢胺：阿帕他胺、恩扎卢胺均属于"新型抗雄药物"。恩扎卢胺常见的不良反应是高血压、疲劳等。阿帕他胺常见的不良反应是皮疹、低钾血症等。

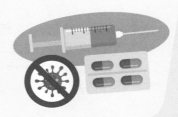

（3）去势治疗+化疗（多西他赛或卡巴他赛）：化疗的不良反应主要为骨髓抑制等。

五、认识肾上腺肿瘤

撰稿人 / **安宇**

Q1. 肾上腺肿瘤是不是长在肾脏上的?

肾上腺是人体重要的内分泌器官，位置紧贴在肾脏上方，左右各一，大小约3.0厘米×2.0厘米×1.0厘米，重量为4.0～6.0克，呈质软淡黄色薄片状。因而，肾上腺并不属于肾脏，与肾脏仅仅是位置比邻而已。肾上腺肿瘤就是肾上腺腺体上面生长出来的肿瘤。

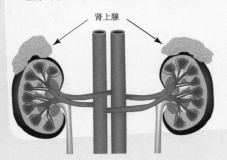
肾上腺

肾上腺尽管体积很小，却能分泌很多激素，发挥着极其重要的作用，调节人体的糖、脂、蛋白质新陈代谢；调节水、盐、电解质平衡；调节血液循环、血压、应激反应等。

Q2. 肾上腺肿瘤是良性还是恶性?

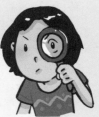

肾上腺肿瘤会导致激素异常分泌，引起代谢紊乱、电解质失常和继发性心血管疾病。大多数患者因为高血压、低血钾等在内分泌科或心内科就诊，检查发现肿瘤，多属于有内分泌功能的肿瘤；少数患者是体检做胸部CT偶然发现的，多属于偶发无内分泌功能的肿瘤。

绝大多数肾上腺肿瘤都是良性的，肾上腺肿瘤恶性率很低，约为10%。

Q3. 切除肾上腺肿瘤可以治疗高血压吗?

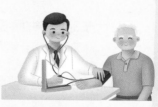

高血压分为原发性高血压和继发性高血压，后者约占5%~10%。

1）有内分泌功能的肿瘤

此类肿瘤是导致继发性高血压的重要原因。也就是说，这部分患者可以通过腹腔镜微创手术切除肿瘤，即去除高血压的发病因素，异常的激素水平逐渐恢复正常，作为继发性症状的高血压也会逐渐缓解，直至恢复正常。

因为机体长期受到异常激素的作用，全身小动脉痉挛，内环境紊乱等，术后血压恢复正常比较缓慢，一般需要3~6个月。

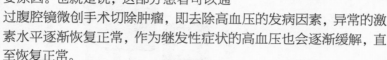

2）无内分泌功能的肿瘤

此类肿瘤不会引起高血压，如髓样脂肪瘤、无功能腺瘤等。需要强调的是，这部分患者也有可能检查出高血压，然而该类高血压属于原发性高血压，手术的目的在于切除肿瘤病变，并不能缓解高血压状态。无功能的肾上腺肿瘤，因瘤体本身较大（如>3.0厘米），还是需手术切除。

Q4. 什么情况下需要手术切除肾上腺?

以下情况需要手术切除肾上腺。

1）有内分泌功能的肿瘤

（1）醛固酮瘤：系醛固酮激素分泌过量，引起难治性高血压、反复低血钾、全身乏力等。

（2）皮质醇瘤：系皮质醇激素分泌过量，引起肥胖、血糖和血脂异常、皮肤紫纹等。

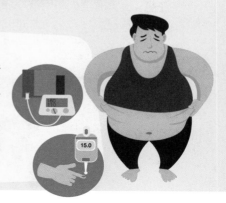

（3）嗜铬细胞瘤：系儿茶酚胺类激素分泌过量，引起血压急剧升高或明显波动等。

2）大于3.0厘米的肿瘤

（1）偶发性肿瘤：如无功能腺瘤等。

（2）髓样脂肪瘤等。

3）恶性或疑似恶性肿瘤

（1）肾上腺皮质癌。

（2）转移癌等。

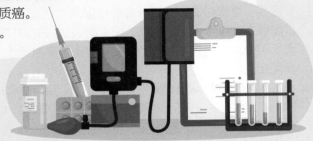

Q5. 术前抽血查激素的目的是什么？

1）明确肿瘤有没有内分泌功能

初步筛查，空腹抽血进行激素检查通常在门诊完成，主要包括：

（1）血肾素–血管紧张素–醛固酮。

（2）血儿茶酚胺（甲氧基肾上腺素、甲氧基去甲肾上腺素）。

（3）血促肾上腺皮质激素–皮质醇。

注意：检查时至少停用常规降压药2周，并口服 α 受体阻滞剂（如酚苄明）替代。

2）明确疾病分型、确诊功能优势侧

进一步精细的激素检查，通常需住院，在内分泌科或心内科完成。

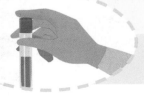

Q6. 术前准备为什么需要口服药物1~2周？

肾上腺肿瘤会导致激素分泌异常，大多具有血管活性，无论是增多还是缺乏，都会引起血压波动。尤其是手术时，血压剧烈变化是很危险的。

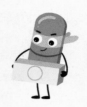

（1）术中触碰瘤体会造成激素突然释放，术中血压剧烈升高，甚至高达240.0/120.0毫米汞柱，危及生命安全。

（2）切除肿瘤后，又会因为激素突然缺乏，血压骤然下降，甚至休克死亡。

因此，术前都需要口服α受体阻滞剂1~2周，并联合其他类型降压药控制血压，扩充血容量。相当于在洪水来临之前，把水库修大，堤坝修高，洪水来了就可以从容应对了。术前准备口服药物通常在家完成，并自行记录血压。

Q7. 肾上腺肿瘤手术是大手术吗？

肾上腺肿瘤手术属于较大的手术。手术操作难度大、风险高，这是由其解剖部位特殊、激素异常分泌两个因素决定的。

1）解剖部位特殊

（1）肿瘤位置很深，左侧肾上腺位于脾脏、胰腺、结肠、肾脏之间的潜在间隙里，与腹主动脉紧邻。右侧肾上腺位于肝脏、结肠、十二指肠、肾脏之间的潜在间隙里，与下腔静脉紧邻。

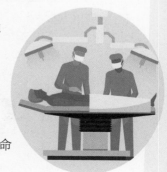

（2）肿瘤常与周围重要脏器、大血管致密粘连，分离困难，易发生重要脏器损伤或致命

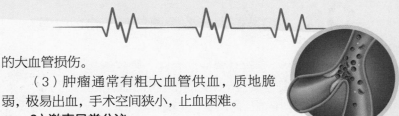

的大血管损伤。

（3）肿瘤通常有粗大血管供血，质地脆弱，极易出血，手术空间狭小，止血困难。

2) 激素异常分泌

（1）术中血压剧烈升高引起高血压危象，血压骤降导致休克。

（2）术后激素分泌不足引起肾上腺皮质危象等。因而，充分的术前准备，精细的手术操作，严密的术后监护均是对手术安全的有力保障。

Q8. 手术会把肾上腺完全切除吗？

（1）保留肾上腺，即切除肿瘤和保存部分正常的肾上腺组织适用于：①单发肿瘤；②瘤体较小（如直径＜3.0厘米）未侵犯正常的肾上腺组织；③无功能腺瘤。

（2）不保留肾上腺，即切除肿瘤和患侧全部的肾上腺组织适用于：①多发肿瘤；②瘤体较大（如直径＞3.0厘米）且侵犯正常肾上腺组织；③醛固酮瘤，存在极高的复发风险；④恶性或疑似恶性肿瘤。

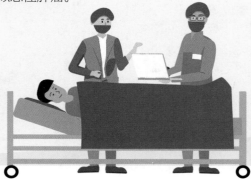

第三章 认识泌尿系统其他疾病

一、前列腺增生症

撰稿人 / 王世泽

前列腺增生症是引起中老年男性排尿障碍最为常见的一种良性疾病。前列腺增生症的发生必须具备年龄的增长以及有功能的睾丸这两个非常重要的条件。随着年龄的增长其发病率明显增加。

Q1. 前列腺增生症的主要症状是什么？
怎样确诊前列腺增生症？

1）前列腺增生症的主要症状为排尿困难

前列腺增生症的主要表现为前列腺腺体成分的增生导致其体积明显增大，造成膀胱出口的梗阻继而出现下尿路症状。

下尿路症状包括储尿期症状、排尿期症状以及排尿后的症状。储尿期的症状主要包括尿频、尿急、尿失禁以及夜尿次数增多。排尿期症状主要包括排尿等待、排尿困难以及间断排尿等。排尿后症状主要包括排尿不尽、尿后滴沥等。

2）确诊前列腺增生症

为确定是否有此类疾病，可自行完成国际前列腺症状评分以及生活质量评分量表，进行初步评估。国际前列腺症状评分是前列腺增生患者症状严重程度的主观反映，是目前国际公认的判断症状严重程度的最佳手段。可简单地通过总得分情况来判断。

尿道狭窄

若症状评分较高，需到正规医院进行进一步体格检查以及相关辅助检查来确定前列腺增生的具体情况。一般情况下门诊医生会详细询问患者排尿症状，同时完成外生殖器检查以及直肠指检等体格检查。必要的辅助检查包括泌尿系统彩超或经直肠前列腺超声检查、尿流率检查、尿常规检查等。对于年龄大于60岁的患者需同时完善前列腺肿瘤标志物的筛查。根据病史收集情况以及体格检查和相关检查结果，医生可判断是否有前列腺增生问题。

二、急性尿潴留

撰稿人 / 王世泽

Q1. 急性尿潴留是什么？
遇到此类情况应该怎么办？

尿液在膀胱内不能排出的情况称为尿潴留，急性发作时称为急性尿潴留。 其主要表现为突然发生不能排尿而膀胱充盈膨胀，下腹胀痛难忍，尿意窘迫，辗转不安等症状。

通常情况下，膀胱颈及尿道的各种梗阻性病变是发生急性尿潴留最为常见的病因。比如前列腺增生症导致膀胱颈口梗阻、尿道外伤或者尿道狭窄导致尿道梗阻排尿不畅、膀胱以及尿道的结石或异物等导致尿液无法自行排出等情况。

如果**遇到此类情况，应立即停止饮水，**同时**平复紧张**的**心情，**尝试用热水袋热敷小腹，让膀胱平滑肌及尿道内口放松后有利于排尿。若效果不明显，应及时前往就近医院急诊科就医，医生会根据体格检查以及辅助检查等进行综合判断，采取导尿、膀胱造瘘等方法使尿液排出，及时减轻痛苦。

导尿操作是将无菌导尿管通过尿道口插入至膀胱达到引流尿液的目的。膀胱造瘘则是在尿道有外伤或明显狭窄出现导尿困难的情况下，在下腹部体表与膀胱之间建立一条通道，使膀胱内尿液能通过新的通道排出膀胱。一般情况下不能通过简单方法进行缓解的患者需立即前往医院请医生协助处理，切勿自行尝试导尿等操作，以免引起尿道损伤或泌尿系统感染。

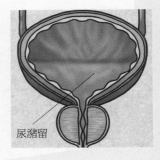

尿潴留

三、前列腺炎

撰稿人／王世泽

前列腺炎是成年男性的常见病之一。虽然前列腺炎不是一种直接威胁生命的疾病，但严重影响患者的生活质量。

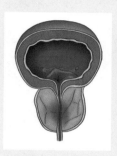

Q1. 前列腺炎分几种类型？有什么症状？

通常将前列腺炎划分为四种类型：

Ⅰ型为急性细菌性前列腺炎，起病急，可表现为突发的发热性疾病，出现寒战、发热、疲乏无力等全身症状，伴有会阴部和耻骨上疼痛，持续和明显的尿频、尿急、尿痛以及排尿困难症状，尿液中细菌培养为阳性。

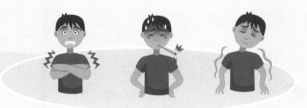

Ⅱ型为慢性细菌性前列腺炎，下尿路感染症状反复发作，持续时间超过3个月，前列腺液或尿液细菌培养为阳性。

Ⅲ型为慢性非细菌性前列腺炎/慢性骨盆疼痛综合征，此类是前列腺炎中最常见的类型，主要表现为长期、反复骨盆区域疼痛不适，可见于会阴、阴茎、肛周部、尿道、耻骨部或腰骶部等部位，尤以射精痛更为影响患者。持续时间超过3个月，伴有

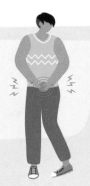

不同程度的尿急、尿频、尿痛、夜尿增多和性功能障碍，前列腺液、精液以及尿液细菌培养结果为阴性。

Ⅳ型为无症状性前列腺炎，患者无主观症状，仅在有关前列腺方面的检查时发现炎症反应。

Q2. 怎样规范化和个体化治疗前列腺炎？

Ⅰ型急性细菌性前列腺炎使用抗生素治疗是必要而紧迫的，可予以静脉应用抗生素，待发热等症状改善后，推荐使用口服药物治疗至少4周。Ⅱ型及Ⅲ型慢性前列腺炎的治疗目标主要是缓解疼痛、改善排尿症状和提高生活质量。患者应戒酒，忌刺激性食物，避免憋尿、久坐，注意保暖，加强体育锻炼及规律的性生活有助于改善前列腺炎患者的症状。抗生素治疗大多为经验性治疗，口服抗生素治疗后若临床症状确有减轻时，才建议继续应用抗生素。Ⅳ型无症状性前列腺炎一般无须特殊处理。

在抗生素使用的同时，可辅助用药改善患者下尿路症状，常见药物包括：①α受体阻滞剂，能够松弛前列腺和膀胱等部位的平滑肌而改善下尿路症状和疼痛感；②植物制剂或中成药，其主要为非特异性抗炎、抗水肿、促进膀胱逼尿肌收缩以及松弛尿道平滑肌等作用；③非甾体抗炎药，主要目的在于缓解疼痛不适感；④β_3受体阻滞剂系调节膀胱逼尿肌功能的药物，对于伴有膀胱过度活动症表现如尿频、尿急以及夜尿次数增多但无尿路梗阻的前列腺炎患者可选择使用；⑤抗抑郁药及抗焦虑药，对于有抑郁、焦虑等障碍的患者可同时使用抗抑郁药或抗焦虑药，这些药物既可以改善患者心境障碍症状，还可缓解排尿异常与疼痛等躯体症状。

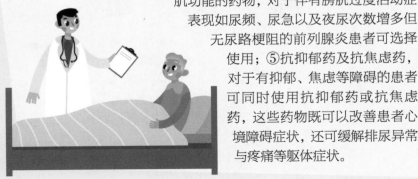

第二篇 泌尿外科手术相关知识

第一章 认识泌尿外科手术

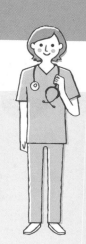

对于绝大多数人来说，可能这一生都不会有机会进一次手术室。大家可能会猜想，手术室是一个摆满各种仪器设备，冰冷甚至可怕的地方。为确保每一位患者顺利进入手术室并完善麻醉前准备，消除患者术前可能出现的紧张和不安，现将手术前后可能会遇到的问题做一一解答，希望能够帮助大家消除紧张情绪，以良好的心态面对手术。

一、关于手术的那些疑问

撰稿人 / **魏钒**

"我不想测血糖了，手都锔（jū，扎）烂了，我的血糖好得很，我是来做手术的，你们咋个一天都在给我测血糖哦？""身上那么多管子，我一点儿都不敢动。""你们不要给我翻身了，好痛哦！""我明天就可以下床了吧？躺起好恼火哦！"。这些话语听起来是不是很熟悉？在住院的过程里，你是否也说过这样的话？没关系，带着这些疑问，和我们一起去了解手术相关的知识吧。

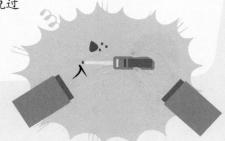

Q1. 血糖高了，影响手术吗？

血糖高了会影响手术。血糖的控制标准要分人群，正常人空腹血糖范围是（3.3～6.1）毫摩尔/升，餐后2小时血糖小于7.8毫摩尔/升。当空腹血糖＞7.0毫摩尔/升，餐后两小时血糖＞11.1毫摩尔/升即可确诊为糖尿病。一旦明确诊断，应积极治疗，将血糖控制在标准内，即空腹血糖＜7.0毫摩尔/升，餐后两小时血糖＜11.1毫摩尔/升；对于年轻患者，应尽量控制在优秀标准内，即空腹血糖＜6.1毫摩尔/升，餐后两小时血糖＜8.0毫摩尔/升。

糖尿病属于慢性病，需要长期管理，若血糖控制不好，术后并发症风险增加，如伤口恢复慢、切口感染的机会增加。

Q2. 血压高了，影响手术吗？

血压高了，是不能进行手术的。血压高容易引起脑出血、心脏负荷大等问题。《中国高血压防治指南》指出65岁以下血压要控制在140/90毫米汞柱以下，65岁以上控制在150/90毫米汞柱以下，

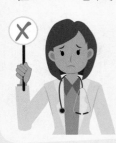

65～79岁的老年人血压大于150/90毫米汞柱、80岁以上的老年人收缩压大于160毫米汞柱时都要药物治疗。一定要按时服用降压药，定时监测血压，定期复诊，方便医生了解药物的效果。另外，控制好情绪，饮食清淡，少放盐。

Q3.术后身上这么多管子（吸氧管、导尿管、血浆管、肾造瘘管），我该怎么办？

手术完毕，麻醉复苏后，会有专人使用平车护送患者回病房。患者会发现，术后身上多了些管子。那么，这些管子都有什么作用呢？首先，我们来说说泌尿外科常见的四种管道。

吸氧管

利用双侧耳朵固定，通过鼻孔将氧气输入到肺内的这根管子叫作吸氧管，主要的目的就是传送氧气，进而加速体内麻醉剂代谢，改善心肺功能，提高中枢和外周神经的功能，帮助患者更好地恢复。湿化瓶可以将氧气进行湿化，使患者的气道保持湿润状态，防止痰痂形成，提高血氧饱和度。这里值得一说的是，为了患者更好地休息，现在的湿化瓶不再像以前那样"咕噜咕噜"地冒泡泡，都是静音的哦。

导尿管

导尿管是从尿道置入，到达膀胱，目的是将膀胱里的尿液引流出来。在泌尿外科，导尿管是一根非常重要的管道，有非常多的作用，比如：观察尿液的颜色、性状、量；通过尿液冲刷排出术中打碎的结石粉末；通过膀胱冲洗，冲出膀胱内的血凝块等。对了！导尿管是通过膀胱内胀鼓鼓的球囊固定的，留置导尿管过程会有不适的感觉，患者不能自行拉扯，拉扯尿管容易造成尿道损伤，引起尿道出血。

患者需要做的就是：①多饮水，每日饮水应大于2 000毫升，就是4瓶纯净水的量；②清淡饮食，避免刺激性饮食（如辛辣食物），多吃新鲜的蔬菜、水果，保持大便通畅，当排便困难时，及时告知医生、护士，切勿用力排便，以防腹压过大造成出血；③尽量卧床休息，少活动。

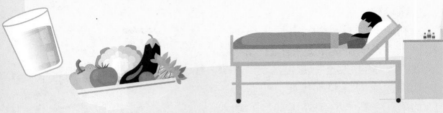

血浆管

血浆管主要是负责引流出伤口渗出液，排出体内淤血，利于伤口恢复。护士会密切观察血浆管引流出来的液体的颜色和性质，每天登记排出量，当达到拔管标准，医生会及时拔出。患者和家属一定不能自行拔管哦！如果有任何不适，要及时告知医生、护士。

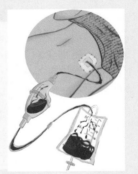

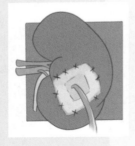

肾造瘘管

肾脏产生的尿液可以从肾造瘘管排出，所以肾造瘘管排出的是尿液，同样，要观察肾造瘘管引流出来的液体的颜色、性质、量及伤口敷料有无渗液、渗血等情况。

不管是什么管道，都要固定稳妥，避免打折、牵拉和滑脱，保证有效引流。

Q4. 手术之后，护士为什么总来给我翻身?

患者："哎呀，你们咋又来喊我翻身了嘛，不要动我，我才做了手术，我要静养! 你喊旁边的患者不要动，为啥你非要我动嘛!"

患者躺在床上一动不动，会造成局部皮肤缺血，形成压力性损伤（压疮）。虽然起初皮肤受压发白，但是压迫久了，皮肤充血发红，解除压迫后也无法恢复，甚至出现水疱; 再严重，就破皮了; 最严重的就是筋膜和肌肉组织都受累，坏死变黑，甚至骨头都要坏。

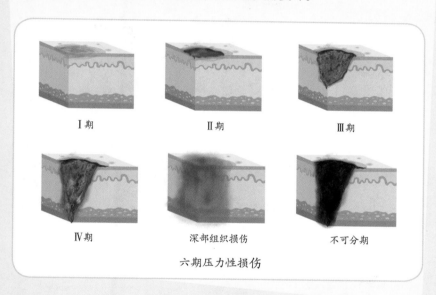

Ⅰ期　　Ⅱ期　　Ⅲ期

Ⅳ期　　深部组织损伤　　不可分期

六期压力性损伤

患者："什么时候应该翻身呢?"

不同的手术方式，术前术后的要求是不一样的。像翻身这种事，输尿管镜取石、肾囊肿术后6小时就可以翻身活动了。若是肾部分切除、经皮肾镜取石之类的手术，术后应在医护人员指导下翻身。不规范地翻身，容易造成出血，不仅不会加速恢复，还会延长病程，对恢复不利。

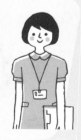

患者："哦，翻身那么简单，哪里需要你们教哦。"

翻身虽然简单，但是要求还是不一样哦！有些患者可以随便翻身，而**有些就需要轴线翻身**，这就要求在翻身时，保持头、肩、颈、腰、髋在同一水平线，身体不能扭曲。护士在给患者轴线翻身的时候，都是至少2人一起，还要口令、动作一致，确保有效、省力翻身。

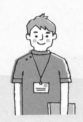
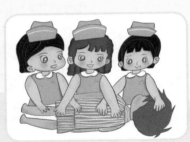

患者："翻身有啥好处吗？"

一是保护皮肤，预防压疮；二是有利于术后恢复；三是检查伤口敷料情况，查看管道是否固定稳妥等等。只要正确翻身，保护好各种管道，就是百利而无一害。每个人情况不一样，要根据情况来制订有个体差异的护理计划。这样不仅能有效预防压疮、血栓等问题，还能够更好地促进术后身体的恢复。

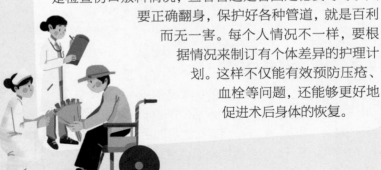

Q5. 做了手术后下床活动有什么注意事项?

正常来说,躺的状态血压相对较低,突然坐、站起来,血压会改变,就会产生头晕。就像蹲了厕所,一下站起来头晕是一个道理。有些人血压变化太快,眼前一黑,就要往地下坐,那才危险。下床活动有三步,每一步30秒。

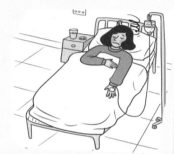

第一步:半卧位。下床活动前,先把床摇起来30度~45度,让身体有个适应过程。

第二步:坐位,患者双足下垂,在家属或护士帮助下缓慢坐在床旁,保持30秒。

第三步:站位,缓慢起身站于床边30秒,如果没头晕、恶心等不适,即可在家属陪同下进行活动。床栏、走廊外的扶手、厕所扶手,这些都是可以拉的,就是为了保护患者,预防跌倒。

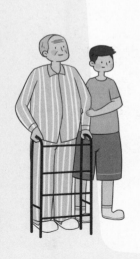

当然,每个人的病情都不一样,所以下床活动的时间也是有早有晚,要量力而行。有高血压、糖尿病,服用降压药、降糖药者,更要注意。另外有脑梗死病史患者,若步态不稳,一定要有家属陪伴,若家属不在,请按呼叫器,医护人员都会过来帮助。

手术后卧床时间相对久一点,下床活动时间相对晚一点。虽然暂时不能下床活动,但是可以在病床上进行主动、被动活动,比如气压治疗、踝泵运动等。

切记,一定要遵守循序渐进,量力而行原则。穿防滑鞋,动作慢一点,稳当了再进行下一步。

　　在睡觉前，把床旁物品收拾干净，免得起夜时把自己绊倒。晚上把病房的地灯打开，既不影响睡眠，又可以准备一个尿壶在旁边，万一遇到头晕又想解便的情况，伸手就拿得到！还可以按铃，让医护人员来帮助你，尤其是在不熟悉的环境，不要逞强。

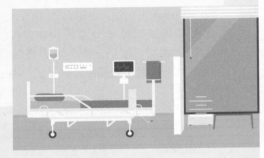

二、进入手术室前有哪些注意事项？

撰稿人 / 黄润华

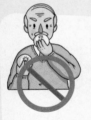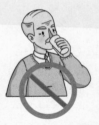

　　（1）术晨需禁饮禁食，高血压患者清晨可小口饮水，按常规服药；糖尿病患者不需口服降糖药，不需皮下注射胰岛素。

　　（2）第一台手术的患者，在上午7:30左右，将由手术室工作人员到达病房接患者，乘专用电梯到达手术室。后续根据手术进程依次接送手术患者，请在病房耐心等待，手术室会提前半小时通知。

　　（3）在病历夹或手腕带上预留家属电话号码：工作人员会通知家属提前到达医院。

　　（4）患者需提前换上病员服，不穿自己的衣裤（包括内衣裤），请提前排便。

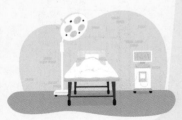

（5）请勿佩戴手表、戒指、项链等金属饰品，手机等贵重物品不带进手术室，请取下假牙（活动型）、眼镜（包括框架和隐形眼镜）。

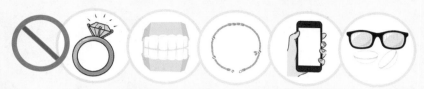

（6）女性患者手术当日不要化妆，若处于月经期请及时告知医生。

（7）全部影像资料（如X线片、CT及MRI片）、术中用药需要同时携带进入手术室。

三、进入手术室后有哪些注意事项？

撰稿人 / 黄润华

（1）术程需家属陪同和配合，由于手术时间较长，家属在病房等候即可，并保持手机畅通。

（2）进入手术室后并不是立即开始手术，术前准备包括麻醉前准备及安全核查等，请安静

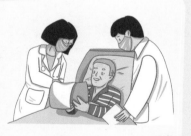

等待、无须紧张，并全程配合医护人员工作。有任何需要或疑虑，可及时告知医生和护士，做好充分的沟通。

（3）患者通常先进入预麻间，配合麻醉医生进行麻醉前准备，如动静脉置管、神经阻滞麻醉或建立静脉输液通道等。

（4）患者继而进入手术间，配合手术医生、麻醉医生和手术护士进行安全核查，如姓名、年龄、科室、床号、住院号、手术方式、手术部位、既往手术史、疾病史及过敏史等。

（5）麻醉医生连接监护仪、配制麻醉药物、准备气管导管型号等；手术护士核对术中带药、影像资料等。

（6）根据医生手术需要、手术的部位、手术时间以及患者的耐受程度选择不同的麻醉方式。麻醉主要分为局麻、椎管内麻醉（半麻）和全身麻醉。

（7）目前麻醉方式大多数选择全身麻醉。全身麻醉安全性高，不会对身体器官造成伤害，有利于医生顺利完成手术，同时术程中患者舒适度和体验感更好。

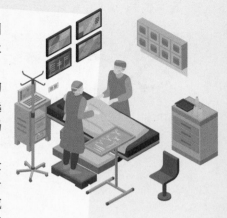

四、手术结束后有哪些注意事项？

撰稿人 / 黄润华

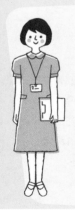

（1）手术医生通常会通知家属到手术室门口看手术标本，或给家属看标本照片。肿瘤标本会直接从手术室送往病理科进行病理检查。结石标本一般会取样装进患者上衣口袋或影像资料袋子里，以免遗失。部分结石会被打成粉末，也可能不能留取标本，但都会在术后拍片进行复查。

（2）手术后全身麻醉的患者需送至复苏室进行苏醒，因气管导管、留置导尿管、留置引流管及麻醉药物等影响，可能会引起不同程度的不适感，患者无须紧张烦躁，放松心情，并配合麻醉医生和手术护士处置，不适感会慢慢缓解。

待完全苏醒后，由复苏室护士及工作人员一同安全地将患者送回病房。

（3）术程请家属在病房休息等候，无须在手术室门口留守，医护人员会全程照顾好患者。

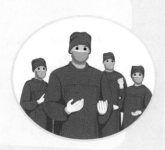

五、手术后你关心的那些问题

撰稿人 / **罗靖茹**

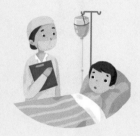

张三："我嘴唇好干。"

家属："我去找护士拿棉签润嘴唇。"

张三："护士你给我用的什么药啊？有没有止痛的？有没有止血的？这个大袋子液体又是什么？"

下面，就让我们带着这些疑问，去了解一下手术后你关心的那些问题吧！

Q1.感觉口渴怎么办?

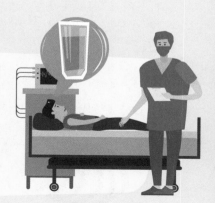

由于患者在手术前后需要禁饮禁食，手术清醒后，经常面临口渴、嘴唇干的问题。此时，照护者第一时间向护士询问，是否可以用棉签蘸水润湿嘴唇。那么，这种方法是否科学合理呢？我们一起来看看以下内容。

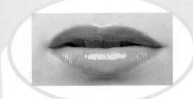

　　研究显示，嘴唇只有一层薄薄的黏膜，没有角质层，用棉签蘸水涂抹嘴唇，仅仅是湿润嘴唇，对整个口腔无作用，不能激活唾液腺的分泌；并且水分蒸发过程中会带走更多的水分，保湿时间也非常短。

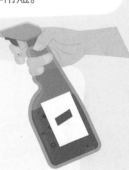

　　在临床工作中，针对保持嘴唇湿润的问题，护士们试验了多种方法。总结经验后，发现以下两种方式更为有效。

　　（1）喷雾法：准备一个干净的喷雾瓶，在瓶内倒入60毫升温开水，将 6片维生素C（0.1克/片）溶于其中备用。喷出雾状、细小颗粒水珠湿润患者嘴唇及整个口腔。

　　（2）黄瓜敷贴：黄瓜横断切片，取3～4片贴敷于患者的口唇及口周。黄瓜含98%的水分，通过口周皮肤吸收，散发甘甜的清香，刺激患者分泌大量的唾液，使患者口渴感觉明显减轻。

　　（3）咀嚼口香糖法：患者完全清醒后，可以咀嚼口香糖，刺激唾液分泌，湿润口腔，还能起到清新口气、清洁口腔的作用。

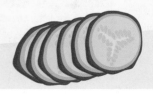

Q2. 手术后为什么会腹胀?

手术后胃肠蠕动功能减退,会导致胃肠内胀气。此外,麻醉方式或者麻醉药物也可能导致肠麻痹而引起腹胀。一般在手术后1~2天,腹胀感觉会逐渐缓解。若患者腹胀明显,也可采取以下处理措施:

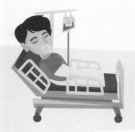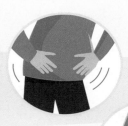

（1）在病情允许的情况下,应尽早下床运动,可以减轻肠粘连,避免肠梗阻,活动可以促进肠蠕动,缓解胀气。

（2）可以使用药物治疗腹胀,口服促进肠蠕动的药物,也可以用小茴香热敷腹部,可以起到理气、促进肠蠕动恢复的作用。对于部分老年患者,大便比较干不易排出,可以给予开塞露或灌肠。进流食,少吃含糖的食物,防止产气。

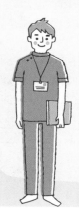

（3）手术后暂不能进食的患者,可通过按摩腹部缓解腹胀。手掌根部放于腹部表面,按照右下腹—右上腹—上腹向左转—左上腹—左下腹—下腹部的顺序依次按摩。每次按摩50圈,重复3次,从而促进肠道的蠕动,恢复功能,帮助排气。

（4）借助仪器治疗缓解症状,比如超声波治疗,将药片贴肚子上借助仪器促进胃肠功能恢复。

（5）尝试前面办法无效后,可安置胃管进行胃肠减压来缓解胀气。

Q3. 手术后疼痛怎么办?

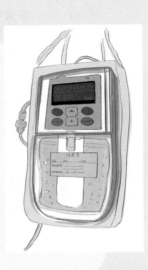

手术后疼痛多与伤口疼痛有关,或者是导管引起的异物感疼痛。对于胃肠道功能恢复者(也就是已经排气的患者)可以使用镇痛药物,还可以在手术麻醉前与麻醉师沟通,佩戴静脉镇痛泵,减少术后的痛苦。

镇痛泵的优势是可根据疼痛程度,自行调控镇痛药剂量。但吗啡类镇痛药会有一些副作用,当使用剂量过多,会抑制患者胃肠功能恢复,部分患者会出现腹胀、恶心等消化道反应。

Q4. 手术后用药种类及应用原则有哪些?

手术后根据病情需要,医生将会使用**抗生素、止血药、抗凝药及电解质溶液等来治疗疾病,促进康复。**

在抗生素应用方面,医生会根据致病细菌不同而选用不同的抗生素。对于无菌切口,一般不需要预防性应用抗生素,对高龄、合并糖尿病的患者可以预防性应用抗生素。

手术后用药与患者康复环环相扣,其中止血药的应用便是其中的

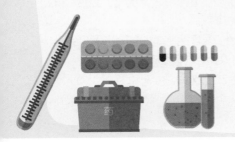

重要一环。正确使用止血药,可有效减少手术中或手术后出血,降低输血率,止血作用迅速,持续时间较长。

在抗凝药的应用方面,要严格遵医嘱用药,不可自行调整剂量,切记不可自行停药。临床上使用较多的抗

凝药有：低分子肝素、华法林、达比加群酯、利伐沙班等。在用药期间，观察牙龈、大便或全身有无出血症状。定期到医院监测肾功能，如有异常及时告知医护人员。

电解质溶液可有效改善人体循环灌注，维持身体内环境稳定，避免器官功能损害，还能够减少输血和降低医疗费用。

六、围手术期患者的营养支持

撰稿人／**陈杰　罗小琴**

"做手术是很伤元气的。"经常听到家属这样说，但在我们医务人员眼中，手术是一种创伤性的治疗，能否从手术的创伤中尽快恢复元气，是每个患者及家属关心的问题。带着这一疑问，我们来聊聊围手术期"吃什么、怎样吃"，做一个专业"吃货"。

Q1.什么是围手术期？

围手术期，顾名思义就是围绕手术时期，包括手术前、手术中、手术后，**简单理解就是从患者需要手术治疗开始到康复出院恢复这一时期。**

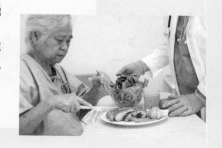

Q2. 手术前怎样科学禁饮禁食?

因为在麻醉状态下患者的各种保护性反射（如咳嗽反射）会受到麻醉药物的抑制而减弱甚至消失。此时若胃里有大量的食物、水等内容物，因胃饱胀这些内容物可能会反流至气管里。通俗地说，就是因为麻醉药物会使你的胃往上翻东西，如果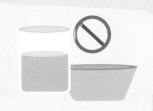你吃东西的话可能会出现呕吐。这时患者无意识，不会因为呛到东西而咳嗽，胃里的食物、胃液等就有可能会翻上来而被吸入肺内，严重的可能会有生命危险。一般而言，凡是需要麻醉的任何手术在术前都应该禁饮禁食，以避免手术期间发生胃内容物的反流、呕吐或误吸，以及由此导致的窒息和吸入性肺炎。既然禁食禁饮那么重要，是不是多饿一会，啥也不吃就万事大吉了？答案是否定的。因为长时间的禁食禁饮会降低胰岛素的敏感度、增加术后恶心、呕吐的发生率，加重患者术后口渴、脱水等现象，不利于患者耐受手术及手术后

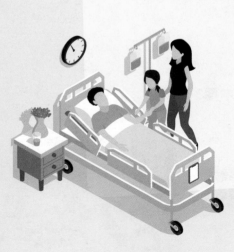

康复。我们可以根据摄入的食物种类的不同而制订不同的禁食禁饮时间（一般晚上10点之后禁食，12点之后禁饮）。在术晨，高血压患者为了规律服药控制血压可以喝一小口水，把降压药吞下去就可以了，切记不要多饮水，以防影响手术。

Q3. 泌尿系统手术后怎样吃?

（1）未经腹腔的手术，如输尿管镜、经皮肾镜、膀胱肿瘤及前列腺电切术，手术后6个小时就可以喝水，喝水后无腹胀、呕吐不适就可以进食流质食物，可从蒸蛋、粥、鱼汤等饮食过渡到普通饮食（如馒头、米饭、蔬菜、水果等），同时需多吃新鲜蔬果，多饮水（日饮水量3 000毫升左右），以预防便秘。

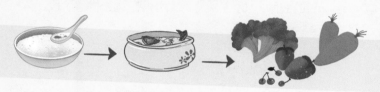

（2）经腹腔的手术，如肾切除、前列腺根治性切除、肾上腺切除、肾囊肿切除等手术后最少6小时无腹胀、呕吐等不适才可进食流质饮食，然后逐渐过渡到半流质饮食，等3天左右再过渡到较软的食物，以补充身体所需的蛋白质及维生素。患者食物应为高蛋白、高热量和高维生素食物，如鸡肉、鱼肉、虾及豆制品等，同时应多吃新鲜的蔬菜和水果，且最好以植物性食物为主，动物性食物则以家禽肉及鱼肉为宜。

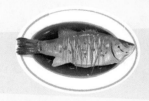

（3）肿瘤手术后患者如有胃管、医嘱要求不能进食，会使用静脉输入营养制剂保证患者能量补给。

总之，要根据手术而定，不同手术进食要求不一样。一定要听医生嘱咐，严格执行"禁食禁饮"，这样才能有一个安全的麻醉和手术过程。

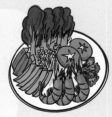

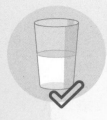

Q4. 治疗饮食有哪些种类?

（1）禁饮禁食：简单地说，就是不要进食任何食物、水或饮品。禁食也就是"只可以喝水"的饮食，果汁等也可以选择，但牛奶、豆浆、甜的饮料等容易产生肠胀气，因此不宜饮用，另外也应该避免过甜的液体。禁食适合于术后早期，尚未排气阶段。

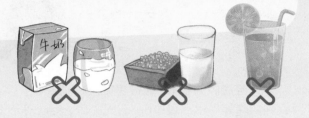

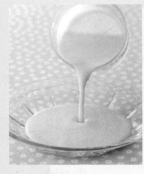

（2）清流食：指限制较严的流质饮食，原则上以"无渣"为宜，也就是不产生粪便的食物，可以选择米汤、菜汁等，另外可以在其中适当加入盐、酱豆腐等，帮助补充一定的盐分。清流食适合于刚刚开始进食阶段。

（3）流质饮食：如稀粥、藕粉、芝麻糊等，原则为易吞咽，易消化，无刺激性。

（4）半流质饮食：大米粥、小米粥、面条、面片、馄饨、蒸蛋羹、豆腐脑、香蕉等都可以选择，注意避免辛辣的刺激性食物。

（5）普通饮食：也就是无特殊限制的一般饮食。

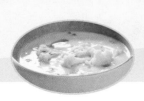

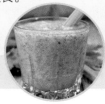

第二章　认识手术机器人

撰稿人／刘竞

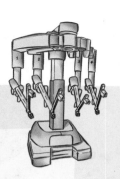

Q1. 什么是手术机器人？

手术机器人作为融合多学科前沿技术的新型医疗器械，被誉为高端医疗产业皇冠上的"明珠"，是国家科技创新智能制造和人口健康领域优先重点发展方向。

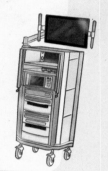

手术机器人可在手术过程中起到"脑、眼、手"的作用，减轻医生的疲劳和手颤抖，提高操作的准确性和精确度。

Q2. 机器人手术是机器做手术还是医生在做手术？

与传统腹腔镜一样，腹腔镜手术机器人也是通过1.0厘米左右的操作孔完成手术，其工作原理为：主刀医生坐在控制台中，使用双手（通过操作两个主控制器）及脚（通过脚踏板）来控制患者手术平台上的三维高清内窥镜和机械臂来进行腹腔镜微创手术，手术器械尖端与外科医生的双手同步运动。助手医生在无菌区内的床旁机械臂系统边工作，负责更换器械和内窥镜，协助主刀医生完成手术。

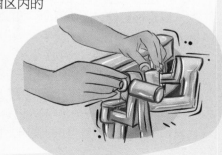

目前的腹腔镜手术机器人只是一个工具，机器人手术是外科医生通过操作机器人来为患者实施手

术，其本质还是外科医生在做手术，所以大可不必担心机器人程序会出错。

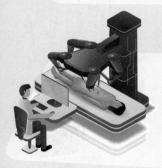

Q3. 哪些手术选择机器人手术？

从技术角度来讲，目前通过传统腹腔镜能完成的手术均可采用腹腔镜手术机器人来完成。腹腔镜手术机器人具有精细、灵活、滤抖等显著优势，因此尤其适合在狭小空间内实施复杂、高难度手术。

Q4. 机器人手术有什么优势和不足？

机器人手术操作孔与传统腹腔镜操作孔类似，不增加损伤风险，且具有更精准、创伤更小更少等优势。

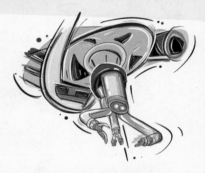

看得更清楚： 三维高清视野。三维成像系统可以将内景影像放大10倍以上，帮助医生更好地把握操作距离、更清晰地辨认组织结构，减少误操作、无效操作及副损伤。

操作更灵活： 机械臂具有多个自由度，超越人手腕极限的转腕功能，更灵活、更准确，尤其在狭窄空间操作更具优势。

稳定性更佳： 人手颤动可能会增加术中组织器官的损伤风险，机器人可自动滤除震颤，使手术操作更稳定，更好地保护神经和血管。

相对不易疲劳： 术中医生采取坐姿手术，无须洗手上台，对于长时间、复杂的手术可减少医生因疲劳导致的失误。

远程手术： 未来可远程操控，完成异地远程手术。

不足之处在于手术机器人设备购置、保养及维修费用较高，且手术耗材均为自费，增加了医疗费用，故目前尚不能全面推广。

第 三 篇　泌尿外科临床试验基础知识

撰稿人 / **李俊**

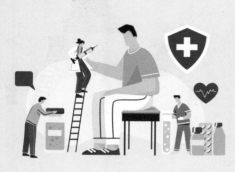

药物临床试验质量管理规范（GCP）是指临床试验全过程的标准规定，保护受试者的权益并保障其安全。

临床试验，指任何在人体［病人或健康志愿者（国内一般称为受试者）］进行药物的系统性研究，以证实或揭示试验药物的作用、不良反应或试验药物的吸收、分布、代谢和排泄，目的是确定试验药物的疗效与安全性。

Q1. 什么是药物临床试验研究？

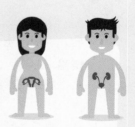

临床试验一般分为 I 期、II 期、III 期和 IV 期临床试验。药物在进入临床试验前，需要先通过预临床试验，评估该药物的毒性、药代动力学、药效等方面数据。通常使用细胞和动物等模型进行预试验确定药物的安全性和初步疗效。在临床试验进行前须经过国家药品监督管理局和独立的伦理委员会审批，符合临床试验规范才可进入临床 I 期、II 期、III 期、IV 期试验阶段。

（1）I 期主要目标是初步评估药物的安全性和耐受性。通常涉及较少的受试者。观察人体对于新药耐受程度和药物代谢动力学，为制订给药方案提供依据。

（2）Ⅱ期在于评价药物对目标适应证患者的治疗作用，主要用于初步评估药物的有效性和安全性。为初步评价阶段，并为后续的Ⅲ期临床试验提供设计和给药剂量方案的依据。

（3）Ⅲ期进一步验证药物对预期适应证患者的治疗作用和安全性并为利益与风险关系提供依据，也是药物注册申请的重要依据。

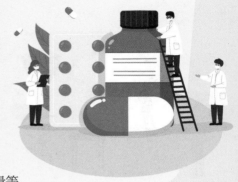

（4）Ⅳ期这个阶段是新药上市后的应用研究阶段，主要关注药物在广泛使用条件下的疗效和不良反应。试验药物通常是已经上市的药品。目的是评价在普通或特殊人群中使用药物的风险与利益关系，以及优化给药剂量等。

Q2. 泌尿外科GCP包含哪些内容？

泌尿外科GCP主要针对泌尿系统肿瘤、结石、感染等相关疾病开展**新药、新器械试验**，主要包含治疗前列腺癌、肾癌、尿路上皮癌等泌尿系统三大肿瘤各治疗阶段所用药品的相关临床试验，还有导尿管、输尿管支架管等医疗器械相关临床试验。

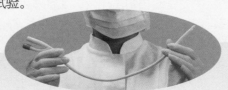

导尿管

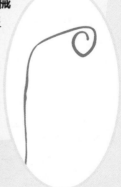

输尿管支架管

Q3. 临床试验的流程是怎样的?

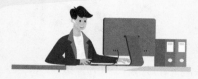

临床试验分为准备阶段、进行阶段、完成阶段3个部分:

1)准备阶段

临床试验启动前需要具备"5"个必要条件。第一,是要取得国家药品监督管理局签发的临床试验批件,申办方需要在取得批件之后的3年内开展临床试验。第二,申办方需要选择有临床试验资质,并且合适的机构。第三,需要根据医院临床试验机构的要求,提供的立项清单准备立项资料,走立项流程。第四,在立项完成之后,要按照独立伦理委员会的要求来准备伦理上相关的资料,然后安排熟悉项目的答辩人进行答辩,完成之后,独立伦理委员会会给出伦理审查意见,经同意之后会给出伦理批件,部分国际合作项目会涉及遗传办审批、备案,通过后可开展后续流程。第五,涉及临床协议,包括临床试验主合同、保密协议,签署完成后,即可开展临床试验。

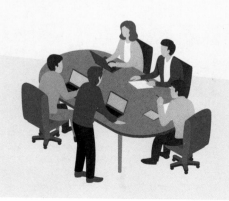

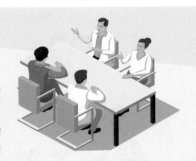

2）进行阶段

分为筛选入组阶段和随访阶段。项目启动后即进入筛选流程，通过门诊、住院、经独立伦理委员会审批通过的招募广告等方式进行患者（受试者）招募。研究者向受试者说明经伦理委员会同意的有关试验的详细情况，受试者的任何疑问都必须得到详尽的解答后，经充分考虑后再签署知情同意书，并将整个知情过程如实记录在病历中。收集受试者的病史、人口学信息，并按照试验要求进行相关检查及评估，完成筛选阶段核对入选排除标准，确认符合后入组，进入随访阶段。随访阶段需按照试验要求定期进行相关检查，检查评估无误后，便可开具处方，发放药物；试验过程中要收集受试者的不良反应及合并用药情况并持续跟踪，直到随访结束。值得注意的是，整个临床试验阶段受试者有权随时提出退出该临床试验项目。

3）完成阶段

直到试验中最后一例受试者完成试验后，便进入临床试验的完成阶段。首先要确保数据库锁库并完成签字，确保申办方已按合同规定付清尾款，并准备好资料；通知相关部门，如独立伦理委员会、临床试验机构等，进行资料审核，确认无误，便可归档所有试验资料，提交关中心小结报告，出具关中心通知函。

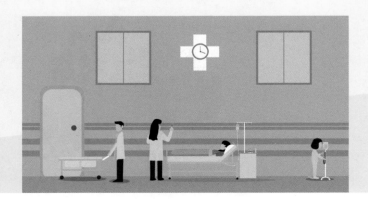

Q4. 受试者有哪些受益?

1）节省费用

多数临床研究使用的研究药物和检查，对患者均是免费的，这就会为患者省下一大笔费用。对于家庭经济状况不佳、疾病类型较为特殊、现有治疗方案有限的患者而言，临床试验是最佳的选择。

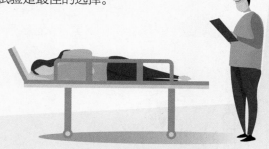

2）获得最新治疗机会

临床试验的目的是评估和确定新的药物、疗法或医疗技术在人体的安全性和有效性，为患者提供更有效、更安全的治疗选择，因此患者很有可能得到生存时间的延长。即使分到对照组，接受免费的标准治疗，也是相当不错的选择。

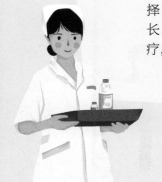

3）临床试验中的新药

临床试验中，有些药物尚未在国内上市，但已在国外上市并应用，疗效和安全性已获临床验证，其安全性和有效性是有保障的。患者只有通过国内的临床试验才有机会提前使用。目前，临床试验都是一些国外已经确认过疗效的新药对比国内传统的标准治疗，希望能在中国获批上市或者是拓展新的适应证。

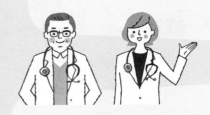

4）得到研究组医生更好的关注和观察

进行临床试验的一般都是该领域比较权威的专家和权威的医院，入组期间，患者可以在住院、检查、治疗和随访方面得到更好的照料和关注，一旦出现需要紧急处理的情况，都可以得到及时的处理。

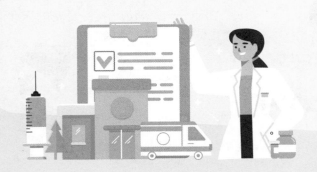

第四篇 泌尿外科护理与术后康复知识

一、泌尿"小玫瑰"那些事儿

撰稿人 / **杨梅**

大家好！我是"泌尿造口"，是泌尿系统大家族的一个特殊存在。由于一些疾病原因，医生需要将主人的膀胱切除。那么，没有了储存尿液的膀胱，尿液又如何被排出体外呢？而我就在此刻奇妙地诞生了。

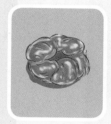

我是小肠的一部分，被用来代替膀胱（尿液通过输尿管经一截回肠从腹部流出来），也可以直接用输尿管做出一个我（将输尿管外翻成乳头状，固定缝合在皮肤上）。我的"皮肤"黏膜红润，表面光滑有光泽，略高于皮肤1.0～2.0厘米，好似一朵玫瑰花盛开在主人的腹壁上，故而被医学界比喻成"玫瑰花"，我的主人们也被大家亲切地称为"玫瑰之友"。

Q1. 如何选择和使用造口袋呢？

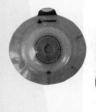
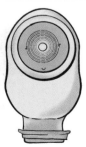

造口袋是收集尿液的一种袋子，品种、规格很多，患者该如何选择一款最合适自己的呢？

造口袋分为一件式和两件式，均具有防逆流的功能，具备降低泌尿系统逆行感染的风险。依据造口底盘的形状可分为凸面和平面造口袋。

在手术后，住院期间宜选用两件式

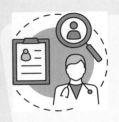

的透明造口袋,便于观察和清洁造口。出院后康复期,随着造口周围分泌的黏液减少,可根据自己的喜好来选择一件式或者两件式的造口袋。但若患者的造口凹陷,就要选用凸面的造口底盘,以方便尿液引流及皮肤保护。在住院期间或门诊复查期间,造口治疗师会根据患者的造口情况给予建议,帮助患者选择合适的造口袋,教会患者如何更换造口袋及护理造口。

Q2. "小玫瑰"的护理产品有哪些?

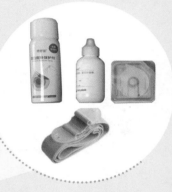

为防止造口袋渗漏、保护造口周围皮肤,提高"玫瑰之友"的生活质量,需要选择以下护理产品:皮肤黏胶祛除剂、皮肤保护粉、皮肤保护剂、防漏膏(防漏环)、造口腰带、底盘加固弹力贴等等。

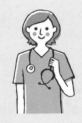

护理小贴士:

"小玫瑰"的护理用品绝不是越贵越好,适合自己的才是最好的。

Q3. 如何在家护理造口?

造口护理本着"顺其自然,化繁为简"的原则,患者应把造口看成自己身体的一个新"零件"。刚开始的磨合期总有点不适应,但一切都会过去的。当造口与自己身体融为一体时,就能够欣然地接受它并驾驭它,生活将和原来一样丰富精彩。

可口饮食：

自从"小玫瑰"顺利乖巧地诞生了，主人们看着它娇嫩粉红的样子就开始心里发愁，不知道该吃些什么来保护它？

住院期间，遵医嘱进食。出院回家以后，饮食不需要特别改变，但要饮食均衡，多进食富含维生素 C 的蔬菜和水果（比如橘子），以增加尿液酸性，预防尿酸结晶，减少尿路感染。而芦笋、洋葱及咖喱等食物会使尿液变得有异味，应尽量少吃。红莓汁、非咖啡因饮料等可帮助减少其异味。饮水很重要，每日饮水量应有 1 500 ~ 2 000 毫升。

活力运动：

术后 3 个月避免做增加腹压的动作，如持重物（≥5.0 千克）、爬楼梯、爬山等，以防造口旁疝或造口脱垂的发生。康复后可根据爱好与身体的耐受力选择有氧运动，如游泳、桌球、骑自行车、慢跑、节奏不快的舞蹈及散步等，但应避免幅度很大的蹲马步及不断下蹲的动作。还应避免一些剧烈的运动，特别是接触性、撞击之类的运动，如篮球、举重、足球等。

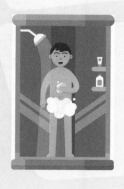

开心洗澡：

澡要天天洗，凉要天天冲，"小玫瑰"爱洗澡，也爱洗泡泡浴。

需要注意尿路造口有回肠膀胱造口和输尿管皮肤造口两种，洗澡时的注意点是不一样的哦！

（1）洗澡时，以淋浴的方式清洗身体和造口周围皮肤，不要盆浴、坐浴。

（2）不要用花洒喷头直冲造口，以防黏膜损伤。

（3）注意不要用力擦洗或碰撞造口。

（4）如果沐浴时还不需要更换新造口袋，可在造口袋周围用弹力胶贴来密封，以免水渗入黏胶而影响造口底盘的使用时间。或在两次更换之间沐浴。

（5）不要给造口使用含碱性成分的清洁用品（如肥皂等），以免破坏造口周围皮肤的保湿功能。

（6）输尿管皮肤造口：应佩戴造口袋洗澡，以防水分进入输尿管导致泌尿系统感染。

踏实睡眠：

在日常生活中要注意睡姿，尽量取平卧或右侧卧位，不可采用俯卧位，避免压迫造口。起床的时候，应尽量避免突然增加腹部压力，不能在毫无支撑的情况下突然腹部用力坐起或起床。宜先转身到右侧卧位借助右肘用力支撑起床，并用手按住造口部位以减轻对造口局部的压力，防止造口旁疝和脱垂的发生。

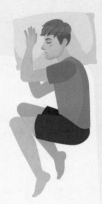

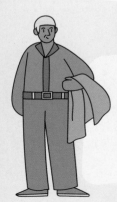

舒适衣着：

衣服以棉织品为最好，款式越宽松，散热性能越好。尽量避免穿紧身衣裤（裙），以免压迫或摩擦造口，影响造口的血液循环。当带着"小玫瑰"去游泳时则宜穿一件式连体泳衣。

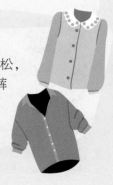

　　当患者体力完全恢复后，便可以恢复以前的工作和社交活动，但应避免从事重体力劳动的工作，尤其是术后第一年。外出旅行时需带足造口的护理用品，随身携带一瓶水或者不含酒精的湿纸巾，注意自我清洁及饮食卫生。性生活也可根据夫妻之间的感情及生理需要逐渐恢复。

　　只要温柔地对待和小心地呵护自己的"小玫瑰"，适当改变自己的生活方式，积极调整心态，一样可以活得潇潇洒洒。

Q4. 泌尿造口有哪些常见问题，如何处理？

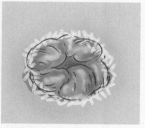

尿液结晶

　　1）尿液结晶
　　表现为造口及周围皮肤形成片状褐色或灰色结晶附着，黏膜轻微出血，严重时可见活动性出血，皮肤发红、发痒、增生、高低不平，尿味浓烈。
　　处理：
　　（1）更换造口底盘时用白醋与水按容积比1∶3清洗造口及周围皮肤，再用清水洗净，必要时可用白醋湿敷。
　　（2）补充足够水分：每日饮水2 000～3 000毫升。
　　（3）白天使用抗反流的泌尿造口袋，夜间接床边引流袋。
　　（4）多食用提高尿液酸性的食物或饮料，如蛋类、鱼类、瘦肉、核桃、花生等。遵医嘱服维生素C或泡腾片，以酸化尿液。

2）尿路感染

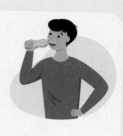

表现为尿液混浊、有恶臭味，两侧腰背疼痛，发热，食欲下降，恶心，呕吐。

处理：每天饮水 2 000 毫升以上，多食新鲜蔬菜、水果，选择抗反流的造口袋。造口袋 1/3 ~ 1/2 满时倾倒尿液，建议每天更换一次造口袋。

3）刺激性皮炎

表现为尿液持续长时间刺激造口周围皮肤，引起造口周围皮肤发

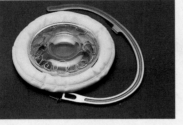

红、肿痛、糜烂等。

处理：选择合适的造口底盘，用造口护肤粉、防漏膏 / 环、皮肤保护膜护理皮肤，造口袋粘贴后应保持体位 10 ~ 15 分钟，必要时利用手掌或电吹风加温，防止尿液浸渍。

4）过敏性皮炎

表现为过敏原接触部位的皮肤出现红疹、水疱、瘙痒及烧灼感，造口袋渗漏。

处理：询问过敏史，明确过敏原。必要时更换造口护理用品品牌，使用皮肤保护剂及造口保护粉。严重过敏者应转诊皮肤科治疗。

特别提示：若有造口出血、造口回缩、造口水肿、造口脱垂、造口缺血 / 坏死等情况，不要自行在家处理，要及时就医哦！

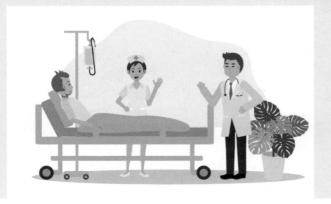

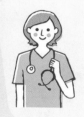

患者出院后，要记得定时回医院复诊，复诊时间因人而异，术后第 1 年前 3 个月，每月复诊 1 次；以后每 3 个月复查 1 次；第 2 ~ 3 年每 3 ~ 6 个月复查 1 次；之后每 6 个月至 1 年复诊 1 次；有问题时随时就诊。复诊时带上整套造口护理用品，以便检查后使用。

二、前列腺癌手术后，为什么会尿裤子？

撰稿人 / 吴茜　林玲

Q1.前列腺癌手术后，小便为什么会自己流出来?

小便的控制取决于泌尿系统的精密调控，正常的排尿需要完整的器官功能组织结构和神经调控共同完成。

前列腺癌手术复杂、难度较高，在手术过程中，神经、逼尿肌、尿道括约肌以及膀胱、尿道可能会受到一定程度的损伤；患者的年龄、术前膀胱功能、手术方式也是重要的影响因素。

患者术后排尿功能的优劣，主要是由尿道括约肌收缩力和膀胱内压力所决定的，当患者尿道闭合压力减小，腹压增加时，膀胱内储存的尿液就会不自主地流出，产生尿失禁。压力大时尿液像火山一样喷发，压力小时尿液像春雨一样润物无声。

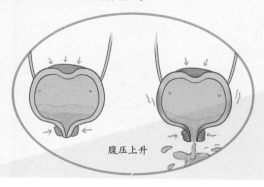

腹压上升

Q2. 前列腺癌手术后尿失禁有哪些治疗方式?

前列腺癌手术后的尿失禁,绝大多数人会随着时间推移逐渐恢复,只有少数人会持续尿失禁。前列腺癌手术后尿失禁病因复杂,根据不同病因采取不同的治疗方式。

心理暗示:出现尿失禁以后,容易出现焦虑、自卑等情绪,这个时候我们要做情绪的主人,可通过自我暗示,让自己树立"我正逐渐恢复"的意识,增强战胜疾病的信心。

药物治疗:伴随有尿频、尿急、急迫性尿失禁时,可使用琥珀酸索利那新片、米拉贝隆缓释片等。

物理治疗:电刺激、盆底肌电生物反馈等。

手术治疗:尿道悬吊术、人工尿道括约肌植入术等。

康复训练:有效的康复训练,能降低尿失禁的严重程度、缩短尿失禁持续的时间、促进术后生活质量的改善,是目前治疗前列腺癌手术后尿失禁最有效的方法。

Q3. 康复训练的方法有哪些?

盆底功能训练(凯格尔运动)

可采取的体位:坐位、卧位、站立、行走。

方法:

每日开始训练前排空膀胱,收缩肛门5 ~ 10秒,再放松5 ~ 10秒为一组。每天3次,每次10 ~ 30组。

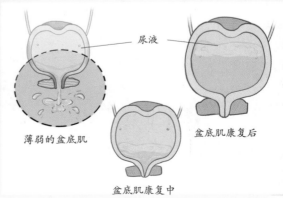

尿液

薄弱的盆底肌

盆底肌康复后

盆底肌康复中

具体步骤：

（1）正确地识别盆底肌：找到正确的盆底肌位置才能进行有效的训练。盆底肌是封闭骨盆底部的肌肉群，它围绕在尿道、直肠开口的周围。那么怎么找到盆底肌的正确位置呢？在憋尿的同时憋住不放屁，此时用力的肌肉，便是盆底肌；或者排尿时突然忍住不尿，此时用力的那部分肌肉也是盆底肌。

（2）正确地收缩盆底肌：肌肉正确的运动方向是向上、向里，注意不是向下憋气；训练时保持正常呼吸，可将手分别放在腹部和臀部，确保在运动时，肚子、大腿和臀部都保持静止；避免过度用力，引起肌肉的疲劳。

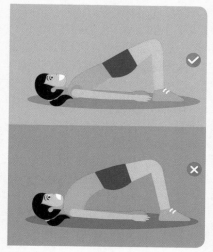

（3）盆底肌收缩——快慢交替：快收缩的具体方法是快速抬高盆底肌，抵抗突然增加的腹压（如咳嗽、打喷嚏等）。

慢收缩的具体方法是收缩盆底肌 10 秒，放松盆底肌 10 秒，重复 10 ~ 30 次。

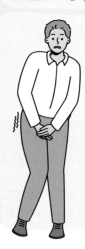

膀胱功能训练

即通过膀胱功能训练逐渐延迟排尿。

方法：

（1）每次上厕所前站立不动，慢慢收紧盆底肌，直至紧迫感消失后才放松，逐步推迟 1 ~ 15 分钟再放松排尿，以渐进性增加膀胱容量，减少排尿次数。

（2）液体摄入适量，白天均匀饮水，每日饮水 2 000 ~ 3 000 毫升，睡前 3 小时尽量避免饮水。

排尿日记:

准备一个笔记本，每日详细记录排尿时间、尿量及是否有尿失禁，总结排尿次数以及排尿间隔时间等信息，以便更好地培养尿意习惯。

尿意习惯培养具体方法：若 24 小时内尿失禁超过 3 次，可以将自己排尿间隔时间减少半小时；若 24 小时内尿失禁小于等于 3 次，则可继续保持排尿间隔时间；若患者在 2 次或以上预计的排尿时间未排尿，可以将间隔时间增加半小时；若 72 小时都没有发生尿失禁，可将排尿时间再增加 1 小时，直至达到 4 小时一次的理想状态。

同其他锻炼一样，康复训练是一条漫长的道路，长久的锻炼积累下去定会有奇迹发生，愿每一位患者都能跟尿片挥手告别，如愿畅怀大笑！

排尿日记

日期：2021年6月26日	
入睡22:18	起床7:00
排尿时间	尿量（毫升）
23:56	230
01:26	200
02:59	226
04:30	106
05:50	128

三、PICC究竟是什么？

撰稿人 / 梁蝶

经外周静脉置入外周中心静脉导管（PICC）是医院常见的输液手段，是化疗患者疾病治疗的"生命线"，更是患者的"生命通路"。那么，这么神奇的 PICC 究竟是什么呢？下面，让我们一起去认识一下 PICC 吧。

Q1. PICC是什么？ 哪些人需要PICC？

PICC 是中心静脉置管大家族的成员之一。

它是一根身长约 65.0 厘米的管子，细细长长、柔柔软软、可直可弯。护士将它从人体肘正中的外周静脉置入，沿着血管向上穿行，使它的尖端到达上腔静脉。

PICC 是硅胶材质的，具有良好的组织相容性和顺应性，不易被折断，不易和血管长在一起，拥有长期性、无痛性、安全性三大高性价比特点。PICC 在输液界就像是一个拥有高级身份的"服务员"，在服务对象上，不像留置针、钢针那么广泛。PICC 服务的人群都是经过严格筛选的，大

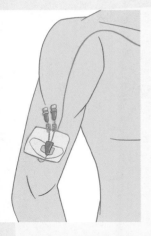

致分为三类人群：一是需要多疗程定期化疗的肿瘤患者；二是外周静脉穿刺困难，但需要长期连续或间断静脉输血、输液治疗的患者；三是手术及肿瘤晚期，需要静脉营养支持治疗的患者。

多种化疗药物用于泌尿系统肿瘤晚期患者治疗，例如前列腺癌用到的化疗药物，如多西他赛；尿路上皮癌用到的化疗药物，如吉西他滨、顺铂，都是属于按疗程使用的化疗药物，对血管的刺激性较强，一旦渗漏就可能引起周围皮肤、皮下组织、血管损伤等，因此选择 PICC 输注是更为安全的输液方式。

PICC 作为一条合格且标准的"生命线"，不是随随便便找一根血管就可以担任此要务的，对于血管的选择，护士们是有要求的！

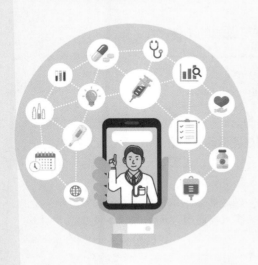

人体的贵要静脉、肘正中静脉和头静脉由于位置浅表，管腔较大，穿刺成功率高，创伤较小，所以这三条拥有优秀基础条件的血管备受青睐。在穿刺中，尤其是贵要静脉，成为 PICC 当之无愧的血管选择之首！

当然，更重要的是，这三条优秀的静脉属于大血管，它们不容易受到药物刺激，加上它们的血流速度很快，可以迅速冲稀化疗药物，能够有效保护上肢静脉，减少静脉炎的发生，从而减轻患者的疼痛。

Q2. PICC置入后，有哪些注意事项?

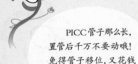

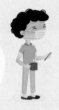

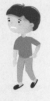

PICC管子那么长，置管后千万不要动哦! 免得管子移位，又花钱又费神，好划不来哦!

就是啊，我连洗澡都不敢去洗，大夏天的只能用毛巾擦一下，哎!

PICC："你们两个在说什么哦? 哪个给你们说了有了我就不能活动和洗澡嘛，我好无辜哦!"

那么，如果拥有了这条身材曼妙的"生命线"，正确的打开方式是什么呢?

"打开方式"之一——可以做的事情

关于活动

在PICC成功进入人体后的第一个24小时内是其与患者之间的磨合期，**24小时内避免手臂过度活动**。带管期间，可以适当活动，例如穿衣、洗漱、梳头、打电话、写字、进餐等；也可以进行一些简单的家务，例如煮饭、洗碗、扫地等。

置管侧手臂可以做握拳、伸展、弯曲等柔和运动，反复做握拳松拳动作可以促进血液循环；多饮水，可有效预防静脉炎及血栓的发生。

置管侧手臂不可负重，不可做引体向上，以防导管移位及脱落。

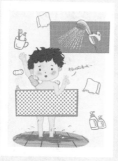

关于洗澡

洗澡采用淋浴的方式,避免盆浴及泡澡。

用保鲜膜在置管部位缠绕 2 ~ 3 圈,作为"临时袖套",从腋下到肘关节下 10.0 厘米,两端用胶带固定,或使用 PICC 防水护套。

在淋浴时举起置管侧手臂,淋浴后取下保鲜膜,并用干毛巾擦干敷贴。

"打开方式"之二——不可以做的事情

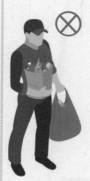

（1）严禁提重物。

（2）严禁游泳、打球、抱小孩、挂拐杖、托举哑铃,或者用置管侧手臂支撑起床。

（3）严禁在置管侧手臂进行血压测量。

（4）当做 CT 或 MRI 检查时,检查前提醒医生及检查人员禁止在导管上使用高压注射泵推注造影剂。

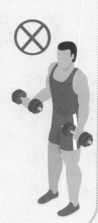

（5）置管侧不可受压,睡觉时需要特别注意。

（6）衣袖不可过紧,穿衣时置管侧手臂先穿,脱衣时置管侧手臂后脱。

（7）严禁玩弄导管外体部分,避免接触锐器和锋利物体,防止导管损伤。

Q3. PICC置入后，有哪些危急现象及如何处理？

如患者在带管期间，出现了以下情况，需要及时到医院进行处理哦。

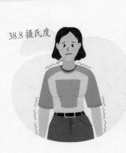

38.8 摄氏度

（1）体温升高 > 38 摄氏度。

（2）感觉胸闷气短或胸痛。

（3）置管侧手臂麻木，手臂或颈部肿胀。

（4）置管侧臂围增加超过 2.0 厘米。

（5）导管脱出、破裂或接头脱落。

（6）敷料贴膜卷边、潮湿、松脱。

（7）穿刺点渗血。

（8）导管回血。

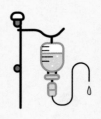

（9）穿刺部位局部出现红肿、疼痛，有分泌物。

（10）输液时出现置管侧肢体疼痛。

（11）输液时滴速明显减慢，或出现漏液现象。

Q4. PICC何时拔除，如何维护？

说实话，PICC 天生有点娇气，所以，需要患者用心呵护。带管期间，PICC 一定要定期维护。

★至少每 7 天维护一次。

★维护地点：当地具有 PICC 维护资质的医院。

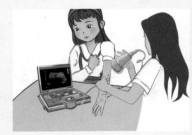

★每次维护及入院时请务必带上 PICC 维护手册，便于不同医院的护士掌握 PICC 的信息。

★保持局部清洁干燥，保证导管安全使用。

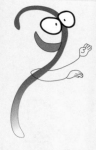

虽然 PICC 很重要，但对于人体来说，毕竟还是一个"外来者"，在没有发生严重的导管相关并发症的情况下，PICC 最多也只能陪伴患者 1 年。当治疗结束或 PICC 导管使用满 1 年，便是 PICC 与患者分别的时刻。

当然，PICC 与患者分别前要举行一场特别仪式，那便是配合医生完成一次上肢动静脉彩超检查，确认正常后便可由护士拔除导管。

四、如何预防深静脉血栓

撰稿人 / **吴红梅　施岚**

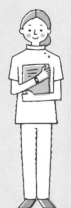

患者："护士，我现在已经做了手术，请问我在床上可以动吗？"

护士："当然可以，您的手、脚都是可以活动的哦。"

患者："我之前听到你们给其他患者说，躺着不动容易长血栓，请问血栓是什么东西呢？"

护士："您这个问题问得好，那我们就一起来看看什么是血栓。"

Q1. 什么叫深静脉血栓？

深静脉血栓（DVT）是指我们的血液在深静脉内异常抱团凝结，形成栓子，导致"血管"堵塞，影响血液流动，严重时会危及患者生命，临床上称之为"沉寂的杀手"。

Q2. 为什么会发生深静脉血栓?

深静脉血栓形成主要有三大要素:

1) 血管壁损伤

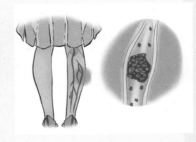

常见的深静脉穿刺、留置针输液等刺激血管壁的操作,都会对血管壁造成一定的损伤。当血管壁损伤到一定程度后,会释放出多种生物活性物质,在这些物质的作用下,血小板会逐渐凝结,最终形成血栓。

2) 血液高凝状态

患者经历外科手术等大面积创伤后,失血、失液较为明显。此时若体内液体得不到及时的补充,血液便会处于高凝状态,增加了静脉血栓发生的概率。需要注意的是高龄、肥胖等因素,也是造成血液高凝的原因。

3) 血流缓慢

做了手术以后,因为伤口疼痛等原因,很多患者躺着不愿意动,这就会造成血液循环速度减慢,可能导致静脉血栓形成。

以上三要素只要有一个存在,就可导致血栓的形成。血栓形成后,除少数能自行消融或局限于发生部位外,大部分会扩散至整个肢体的深静脉主干,若不能及时诊断和处理,多数会演变为血栓形成后遗症甚至并发肺栓塞,造成猝死。

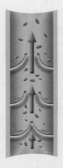
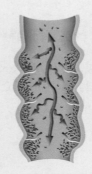
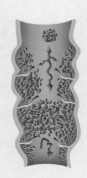

正常血流　　　血栓形成　　　血栓脱落

Q3. 深静脉血栓的临床表现及预防措施是什么？

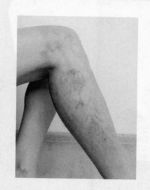

下肢发生深静脉血栓时，我们可能会感到局部疼痛、压痛或下肢肿胀。

1）基础预防

（1）抬高患肢，避免在下肢静脉穿刺输液，多饮水，戒烟、戒酒，控制好血糖，卧床时主动活动，病情允许的情况下尽早下床活动。

（2）在床上做一些活动，如踝泵运动、股四头肌功能锻炼等。

踝泵运动

屈伸动作：

躺或坐在床上，下肢伸展，大腿放松；缓慢勾起脚尖，至最大限度时保持 10 秒；脚尖缓缓下压，至最大限度时保持 10 秒。

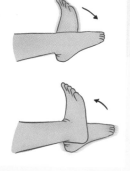

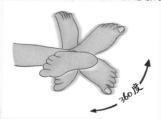

环绕动作：

以踝关节为中心，脚趾做 360 度绕环。每次做 20 ~ 30 组，每日 3 ~ 4 次。

股四头肌功能锻炼

仰卧或坐在床上，大腿肌肉绷紧；保持这种状态 5 ~ 10 秒，放松，连续做 3 ~ 5 次，休息后再尽量多做几次。

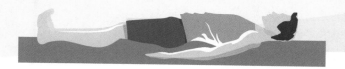

抬腿练习

脚背向上勾，伸直下肢并抬高至 20.0 厘米左右高度，维持 10 秒，缓缓放下并放松 10 秒。10 次为一组，重复 10 组，每天 3 ～ 4 次。

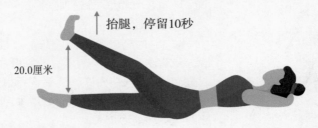

↑ 抬腿，停留10秒

20.0厘米

2）物理预防

如医用弹力袜、足底静脉泵、间歇充气加压装置等。

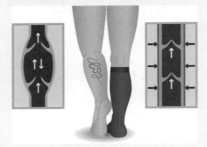

3）药物预防

现临床上常用的预防血栓的药物有低分子肝素钠、依诺肝素钠、阿司匹林、华法林、利伐沙班等。

五、关于输液，你不得不知道的事

撰稿人 / 陈安迪

当身体不适的时候，总听到家人这样的话语："病了就要去医院看病输液啊。"是的，生病住院，最常见到的治疗就是输液。那么，关于输液治疗，你是否有一些困惑和恐惧呢？下面我们就来聊聊关于输液，你不得不知道的事。

Q1. 什么是"输液"？

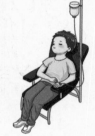

"输液"就是医学上说的静脉治疗，是**将各种药物以及血液（包括血液制品）注入静脉的一种治疗方法。**

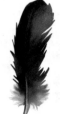

静脉治疗起源于 17 世纪，英国的两位医生将羽毛管作为针头，将药物输入狗的体内，创造了世界上首次将药物注入血液的医疗行为。静脉治疗在 20 世纪取得了巨大的进步，从工具的选择，到技术的发展，都得到飞速提升。

那么我们为什么要输液，在什么情况下需要输液呢？简单来说有以下三种情况：

（1）当机体无法通过胃肠道进食，或胃肠道进食无法满足机体需要时，需要进行静脉治疗，以保证患者的营养支持（吃不下去，血管"吃"）。

（2）当病情需要利用血液循环快速给药时（用药直接入血，高效快捷）。

（3）当机体需要补充水分、电解质或血液成分以维持循环平衡时（身体水环境出问题了，需要纠正、补充）。

Q2. 根据治疗需要，如何选择输液方式？

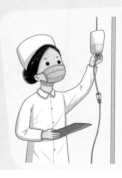

护士输液有时候选择钢针，有时候选择留置针，还有时候要安置中心静脉导管（CVC），它们有啥区别呢？

要想清楚地了解它们，首先需要了解一个概念，那就是外周静脉治疗与中心静脉治疗。

外周静脉治疗就是我们最常见的钢针、留置针输液，大部分输液治疗都可以通过外周静脉输液完成。但是当出现需要输入腐蚀性药物（如化疗药物）、高渗性药物或外周静脉通路建立困难等特殊情况时，则需要进行PICC、CVC、输液港（Port）等中心静脉置管治疗。

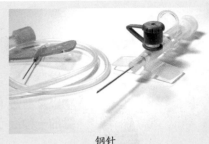

而我们最常见的外周输液治疗，选择的钢针或留置针，也有不同。钢针仅适用于单次给药，且行业标准规定：钢针不应用于腐蚀性药物给药。

钢针

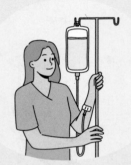

与钢针相比，留置针具有众多优势：

（1）保护血管：静脉留置针具有柔韧性好、对血管刺激小，很少发生导管打折与导管尖端破损等。

（2）可以较长时间留置：减少因反复穿刺造成的血管损伤及精神痛苦。

（3）类型多样：有开放式、密闭式、正压型、安全型等，有的留置针有多个接头，可以提供多条治疗通道。

（4）节省穿刺时间，让输液治疗更高效。

血管是不可再生资源，大多数患者在非单次用药的情况下，应当尽量优先选择使用留置针进行静脉治疗。

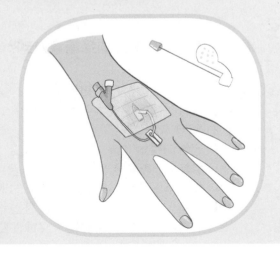

Q3. 输液需要注意什么?

作为患者或者患者家属,我们在进行输液治疗时,需要注意什么呢?

输液过程中的注意事项:

(1)输液时不要压迫置管侧肢体,保持输液通畅。

(2)如厕、做检查、活动时注意置管部位低于液体平面,避免造成回血,并保持外周静脉留置针在血管内。

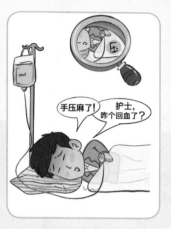

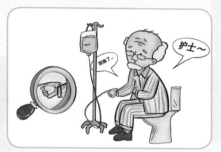

(3)出现疼痛、肿胀等不适症状,发热、心慌、头晕等输液反应,穿刺部位渗血、渗液以及滴速减慢应立即告知护士处理。

(4)输液速度由护士根据患者的年龄、病情及药物性质决定,不要自行随意调节输液速度。

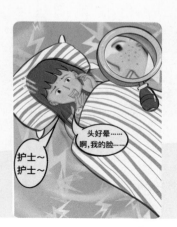

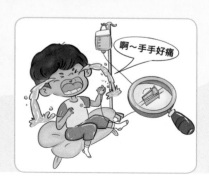

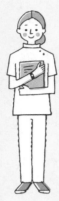

如何保护输液后的留置针：

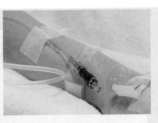

留置针

（1）正常封管后，有少量血色素沉着属于正常现象，不要自行挤压。

（2）保持敷料清洁干燥，出现潮湿、渗血、卷边，要及时告知护士更换。

（3）置管侧肢体可适当活动，避免剧烈运动、用力过度，易造成回血堵管。

（4）留置期间可以洗澡，洗澡时将置管部位用保鲜膜包裹好，手臂抬高，避免浸湿留置针穿刺部位，如有潮湿，立即告知护士处理。

（5）活动更衣时，注意避免将导管拔出。

Q4. 什么时候可以拔除留置针？
拔针后有哪些注意事项？

（1）当出现上述留置针相关不适时，可告知护士评估拔除。

（2）不需要再进行输液治疗，可拔除留置针。

（3）很多人按压止血的方法错误而导致淤青、渗血。如果只按皮肤的针眼而没有压住血管上的针眼就会增加出现淤青的概率。拔除留置针后按压应沿着血管纵行方向，按压至少3分钟。

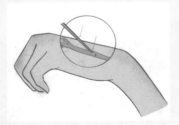
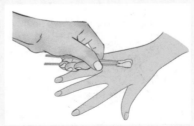

棉签沿着血管方向按压至少3分钟

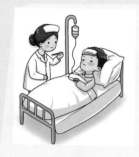

（4）拔除留置针后如有红肿、疼痛等不适，及时告知医护人员处理。

随着医学的探索与进步，静脉输液治疗的工具和治疗手段都在不断完善与突破，如今它带给我们的痛苦与风险已经越来越少，这离不开医生、护士和科研工作人员的共同努力以及患者的理解配合。

关于输液治疗的这几件事，在讲了这么多之后，你的了解是否更加清晰了呢？

六、关于肺功能，你真的了解吗？

撰稿人 / 吴红梅

护士们会经常对患者说：你有痰的话就要咳出来哦，不然容易造成肺部感染。那究竟该怎么样进行肺功能锻炼呢？请接着往下看。

Q1. 什么是肺功能？

肺作为呼吸系统主要的器官，位于胸腔内、纵隔的两侧、膈的上方，左、右各一个，表面光滑，质地柔软，呈海绵状，富有弹性。平常大家所熟悉的肺功能检查，指的是对肺的呼吸功能的检查。

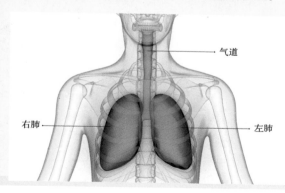

气道

右肺　　　　　　　　　　　左肺

Q2. 为什么要进行呼吸功能训练？

（1）肺功能受环境、生理、病理等多种因素的影响，比如我们平常所熟知的香烟、烟雾、粉尘等环境因素，还受性别、年龄等个体因素的影响。

呼吸功能训练是指通过主动地用力吸气和呼气训练，最大限度地动用包括辅助呼吸肌在内的全部吸气肌和呼气肌主动参与收缩，达到增强呼吸肌群的耐力和力量的目的。

呼吸功能训练能增强呼吸肌的收缩强度，消除辅助呼吸肌的无效作用，减少呼吸肌的氧耗量，增加对气道分泌物的清除能力与提高呼吸道防御能力，是**改善手术患者术后呼吸功能、减少术后并发症、缩短病程**的有效方法之一。

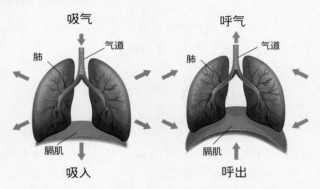

（2）手术后的肺部并发症是手术后常见的并发症，严重影响着患者的手术后康复。呼吸功能训练的目的是增加肺活量，减少肺部并发症的发生。

与出现手术后肺部并发症有关的因素如下。

①跟患者相关的因素：吸烟、年龄、长期卧床、本身就患有肺部疾病等。

②跟手术相关的因素：全麻手术气管插管、手术时间太长等。

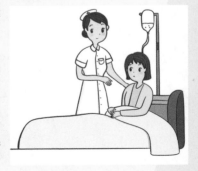

Q3.怎么训练呼吸功能?

（1）缩唇式腹式呼吸：先由鼻慢慢吸气，同时紧闭嘴，默数"1，2"，将腹部鼓起，并短暂停顿；呼气时，则缩唇缓慢呼气，嘴唇呈吹口哨状将气体呼出，腹部尽量回缩，心中默数"1，2，3，4"。

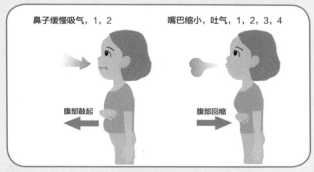

缩唇式腹式呼吸

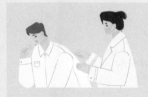

（2）有效咳嗽、咳痰：深呼吸后，深吸一口气再屏气3 ~ 5秒，身体前倾，从胸腔进行2 ~ 3次短且有力的咳嗽，然后张口将痰液咳出。

（3）当痰液黏稠咳不出来时，可采用雾化吸入、拍背排痰法：拍背排痰时应五指并拢呈空杯状，由下而上、由外而内叩击背部。

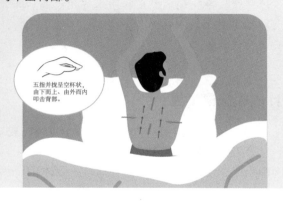

（4）腹式呼吸：可采用卧、坐、立位练习。一手放于腹部，一手放于胸部，闭嘴用鼻吸气，吸气时要尽力挺腹，胸部不动；呼气时用手稍用力压腹部使腹部内陷，并尽量将气体呼出。

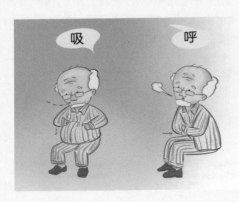

七、快速康复知多少

撰稿人 / **李雨宸**

大家是不是一听到住院治疗，心里又是担心又是害怕。既担心住院时间太长，影响学业、工作、日常生活，还会影响自己和家人的心情；又害怕治不好、治得慢，导致住院费用和手术费用太高。那么咱们有没有什么法子可以做到你好我好大家好，做到"多全其美"呢？下面就让我们一起走进快速康复的世界吧！

Q1.什么叫快速康复？

快速康复外科（ERAS）包括术前健康教育、术中麻醉、镇痛技术、术后强化康复治疗等措施。其目的是减少手术应激及并发症，加速患者术后康复。简单来说，快速康复可以在住院前、手术前、手术中、手术后、出院后全程陪伴患者，为患者的生命健康保驾护航，直到患者恢复健康回归正常生活哦！

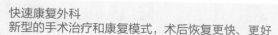
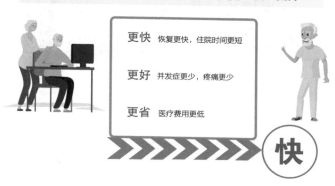

快速康复外科
新型的手术治疗和康复模式，术后恢复更快、更好

更快 恢复更快，住院时间更短

更好 并发症更少，疼痛更少

更省 医疗费用更低

快

Q2. 快速康复好在哪里?

　　快速康复，是打击病魔强有力的武器。"它"能**减少住院天数**，提升治疗效率；"它"能**减少术后并发症**的发生，提高治疗效果；"它"能减少不必要的医疗费用，减轻经济负担；"它"不需要增加特殊的设备，不需要应用特殊的药物，更不需要改造环境或者是其他的投入；"它"可以把蠢蠢欲动的其他病魔扼杀在摇篮里，让患者更快更好地恢复健康。

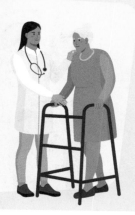

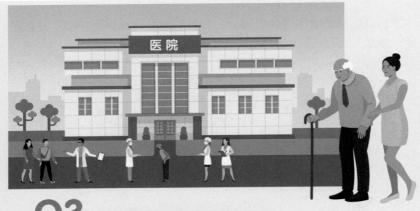

Q3. 患者要怎样配合医护人员
才能做到快速康复呢?

要想享受到快速康复带来的种种好处,需要在住院期间积极配合医院的工作,认真听取医护人员给予的健康宣教和术后康复指导。

首先,在门诊医生处确认需要住院治疗后,患者要尽量做到入院前4周戒烟戒酒,保持日常活动锻炼,保证每日充足睡眠和营养。入院后,进行常规检查,如血液检查、大小便检查、心电图检查等。此外还要配合医护人员做一些评估,如身体状况、营养状况、心肺功能、基础疾病等。最后,医生会根据患者的检查结果和身体状况决定是否在手术前给予抗生素和镇痛的预防治疗。

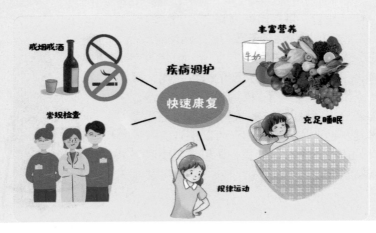

除了这些，患者术前还需要做什么呢？别着急，**我们精心准备了4个"关于"，需要患者牢牢记住哦！**

（1）关于用物：手术前需要准备手术后必备的用物，如一次性使用护理垫、漱口水、医用弹力袜（根据病情决定）等，方便手术后使用，减轻手术后的不适感。

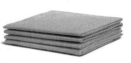

（2）关于饮食：手术前一晚和术晨，不能食用容易产气的食物，如豆类、奶类等。可以按要求进食一些清淡的流质饮食，如蒸蛋、稀饭等，或者饮用特制的碳水化合物饮品。

（3）关于情绪：积极缓解恐惧、焦虑的情绪，学会自我调节，保证充足睡眠。如果入睡艰难，可以及时告知医护人员，遵医嘱服用帮助睡眠的药物。

（4）关于其他：手术当日换上干净的病员服，病员服里面不穿内衣内裤，摘掉首饰、假牙等。如有特殊不适，如头痛、恶心、呕吐、月经来潮等，要及时告诉医护人员，千万不要隐瞒。

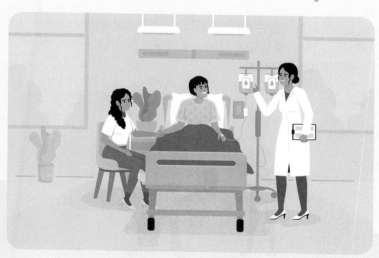

那么，患者在手术中与手术后还需要做什么呢？

（1）手术中，麻醉师会充分镇静和镇痛，减轻手术过程中的应激反应、疼痛和不适感。患者在手术中只需要舒舒服服地躺着，美美地睡上一觉，手术便结束了。

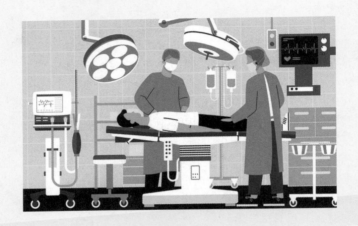

（2）手术后，医生会提前镇痛，患者在麻醉清醒后不会有伤口疼痛的感觉。如果镇痛效果不明显，患者应及时告诉医护人员，并遵医嘱使用镇痛药物缓解疼痛。

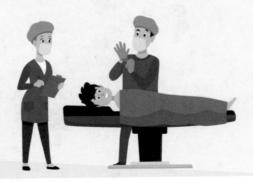

（3）清醒后，患者在医护人员的指导下可饮少量温水。在无不适的感觉后，可进食一些流质和半流质食物，但不可以吃产气食物如豆类、奶类等。

（4）照护者注意观察切口敷料有无渗血、渗液，注意患者身体上的引流管不要折叠、扭曲，观察引流液的颜色、性状有无异常变化等，如发现异常，及时告知医护人员。术后患者在病情允许下在床上活动四肢，翻身活动，争取早日下床活动，进行功能锻炼，更快地促进胃肠道功能的恢复，缩短住院时间，加速康复出院。

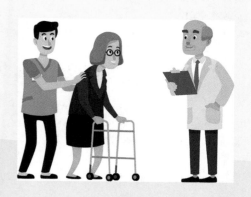

参考文献

[1] 林承雄，黄正宇，王耀程，等.导尿管抑菌涂层的研究进展[J].表面技术，2022，51（8）：156-167.

[2] 刘敏，颜伟，李慧峰，等.新型输尿管支架材料的生物相容性[J].中国组织工程研究，2015，19（25）：3996-4001.

[3] 程洪涛，郭晨阳，黎海亮，等.恶性肿瘤合并双输尿管梗阻的介入治疗[J].当代医学，2009，15（23）：414-416.

[4] 万江华，靳凤烁，李黔生，等.肾移植应用输尿管支架管内引流与外引流的疗效比较[J].临床泌尿外科杂志，2002，17（11）：581-582.

[5] 吴红亮，张静，李玉娟，等.新疆某三级甲等医院留置输尿管支架管出院病人健康管理实践研究[J].护理研究，2016，30（28）：3558-3560.

[6] 胡进，王春霞.预防泌尿系结石复发的健康教育研究[J].医学信息，2018，31（21）：44-47.

[7] 曾国华.泌尿系结石的预防和治疗展望[J].临床泌尿外科杂志，2016，31（7）：585-589.

[8] 李健.泌尿系结石的个体化预防研究现状[J].西南国防医药，2012，22（10）：1143-1145.

[9] 罗敏，苟淼，沈鹏飞，等.代谢综合征与泌尿系结石的危险因素及结石成分的关系[J].四川医学，2018，39（2）：138-141.

[10] 刘兴念，徐畅，张超，等.泌尿系结石形成危险因素的病例 - 对照研究[J].中国循证医学杂志，2017，17（10）：1131-1134.

[11] 陈星，郭剑明，王国民，等.代谢综合征与泌尿系结石尿液危险因素的相关性[J].复旦学报（医学版），2015，42（5）：596-600.

[12] SAUDEK C D, HERMAN W H, SACKS D B, et al.A new look at screening and diagnosing diabetes mellitus[J].J Clin Endocrinol Metab，2008，93（7）：2447-2453.

[13] 王丽娟.经尿道电切术（TuRP）治疗良性前列腺增生的护理[J].医学食疗与健康，2018，2：36-37.

[14] 李珊瑚，石赞华，刘燕.10%甘油生理盐水喷雾在经鼻蝶入路术后病人口渴护理中的应用[J].护理研究，2012，26（26）：2459.

[15] 孔祥溢，贾建平，杨义.按压水泉穴、鱼际穴、尺泽穴缓解全身麻醉术后口渴临床观察[J].河南中医，2017，37（1）：142-144.

[16] 韦秀萍.心脏手术后口渴病人的护理[J].全科护理，2014，12（3）：245-246.

[17] 高兰凤，张建萍，卢凌香，等.对手术患者实施不同护理干预对其术后口渴情况的影响[J].当代医药论丛，2015，18：93-94.

[18] 张彦，高杰，陶婧，等.泌尿外科三、四级腹腔镜清洁手术患者术后预防使用抗菌药物的必要性分析[J].中国药房，2018，29（22）：3138-3141.

[19] 黄敏燕，陈霞.1例老年心房纤颤行导管消融术患者抗凝治疗分析及药学监护的报道[J].中国当代医药，2020，27（12）：196-198，224.

[20] 戚佳叶，周长明.止血药的分类和临床合理使用[J].中国药业，2006，15（11）：28-29.

[21] 王天龙.羟乙基淀粉电解质注射液的研究进展[J].中华麻醉学杂志，2013，33（12）：1417-1422.

[22] 叶群英.泌尿造口护理注意事项大科普[J].饮食保健，2020，7（16）：238.

[23] 郑丽勉.家庭同步健康教育配合常规护理对泌尿造口患者心理状态及造口自我护理影响[J].中外医疗，2022，41（11）：171-175，180.

[24] 闵海燕.综合护理干预对膀胱肿瘤手术泌尿造口患者生活质量的影响[J].养生保健指南，2021，18：241.

[25] 刘敏，白晶，王艳波，等.ET主导的个案管理模式在泌尿造口患者中的应用[J].中国老年学杂志，2020，40（23）：4998-5011.

[26] 张晓，吴东娟，刘明会，等.人文关怀护理联合改进泌尿造口袋固定方式对泌尿造口患者负性情绪和生活质量的影响[J].现代中西医结合杂志，2020，29（34）：3848-3851.

[27] 梁伟霞，苏丽凤.前列腺癌根治术后尿失禁优化护理的研究进展[J].中国医药科学，2022，12（6）：44-47.

[28] 史蕾，游道锋，耿连霞，等.髋部肌肉锻炼在腹腔镜前列腺癌术后尿失禁患者中的应用效果[J].河北医药，2020，42（19）：3035-3037.

[29] 慕彦.优质护理干预对前列腺癌患者术后尿失禁的影响[J].中国医药指南，2020，18（2）：279-280.

[30] 岳引，金荷莲，冯宁翰.医护一体化电话随访在出院前列腺癌根治术患者凯格尔运动中作用分析[J].国际医药卫生导报，2020，26（20）：3018-3020，3027.

[31] 王芸，李萍，邱雪峰，等．微课式功能锻炼指导在机器人辅助腹腔镜前列腺癌根治术后尿失禁患者中的应用 [J]．中国医药，2020，15（5）：765-768．

[32] 王琴．预防 PICC 导管相关感染的循证护理实践方案构建 [D]．天津：天津医科大学，2020．

[33] 赵立双，王绍美，赵蕾，等．超声在 PICC 拔管过程中的应用 [J]．中国超声医学杂志，2016，32（12）：1140-1142．

[34] 耿敬芝．PICC 导管携带者活动注意事项 [J]．抗癌之窗，2021，1：54-55．

[35] 杜萍．乙状结肠癌腹腔镜术后预防下肢深静脉血栓形成的护理体会 [J]．腹腔镜外科杂志，2020，25（12）：959-960．

[36] 范学荣．外科患者围术期深静脉血栓预防措施的应用进展 [J]．基层医学论坛，2022，26（18）：133-135．

[37] 何惠仙，李洁枚．长期卧床老年患者下肢深静脉血栓预防护理方案的构建及应用 [J]．现代诊断与治疗，2022，33（1）：140-143．

[38] 静脉治疗护理技术操作规范 [J]．中国护理管理，2014，1：1-3．

[39] 戴建华，叶文琴，袁彬娥．中心静脉置管护理进展 [J]．中华护理杂志，2001，5：377-379．

[40] 王光珏，潘超，徐畅，等．缩唇腹式呼吸训练与肺功能锻炼对肺癌手术患者肺部感染的影响 [J]．中华医院感染学杂志，2018，28（19）：3023-3025，3036．

[41] 杨一朗，蔡婉霞．呼吸功能训练及有效咳嗽咳痰对腹部手术患者排痰的影响 [J]．中外医疗，2021，40（1）：134-136．

[42] 顾艳荭．综合呼吸功能训练对老年肺肿瘤病人术后康复效果的研究 [D]．北京：中国协和医科大学，2007．

[43] 江志伟，李宁，黎介寿．快速康复外科的概念及临床意义 [J]．中国实用外科杂志，2007，27（2）：131-133．

[44] 江志伟，黎介寿．规范化开展加速康复外科几个关键问题 [J]．中国实用外科杂志，2016，36（1）：44-46．

[45] 胡惠惠，任泽强，张蓬波，等．医护人员加速康复外科的知识、态度、行为水平现状及其相关性分析 [J]．中国实用护理杂志，2014，30（20）：44-47．

[46] 朱桂玲，孙丽滨，王江滨，等．快速康复外科理念与围手术期护理 [J]．中华护理杂志，2008，43（3）：264-265．